（赠光盘）

# 望手诊病图解 （第2版）

## WANGSHOUZHENBINGTUJIE

赵理明　编著

U0198614

气管　头　鼻　肝胆
生殖　眼　食　肝
肾　乳房　道　性欲　颈
肺　心　胃　胃　头
大肠　小肠
阑尾　大肠
肾　妇科　男科
胆门

辽宁科学技术出版社

·沈阳·

**本书编委会** 赵理明 赵培军 赵沛浩 刘立克 刘美思

林 玉 刘 实 张 红 韩 玉 王丽英

## 图书在版编目（CIP）数据

望手诊病图解／赵理明编著．—2版．—沈阳：辽宁
科学技术出版社，2013.4（2024.1重印）

ISBN 978-7-5381-6768-9

Ⅰ.①望… Ⅱ.①赵… Ⅲ.①掌纹—望诊（中医）
—图解 Ⅳ.① R241.29-64

中国版本图书馆 CIP 数据核字（2013）第 034267 号

出 版 者：辽宁科学技术出版社
　　　　　（地址：沈阳市和平区十一纬路25号　邮编：110003）
印 刷 者：辽宁新华印务有限公司
幅面尺寸：168mm×236mm
印　　张：13
字　　数：200千字
印　　数：65001~66000
出版时间：2004年1月第1版　2013年4月第2版
印刷时间：2024年1月第22次印刷
责任编辑：寿亚荷
封面设计：翰鼎文化/达达
版式设计：袁　舒
责任校对：刘美思

书　　号：ISBN 978-7-5381-6768-9
定　　价：45.00元（附赠光盘）

联系电话：024-23284370
邮购热线：024-23284502
投稿邮箱：syh324115@126.com
http://www.lnkj.com.cn

# 前 言

　　《千金方》诊候曰："上医医国，中医医人，下医医病（注：上医医国，并非是指让你当国家领导治理国家，而是指在大的疫病来临时你有良好的防御策略予以治疗）。上医听声，中医察色，下医切脉。上医医未病，中医医欲病，下医医已病，若不加心用意，病难以救矣。"《平脉篇》又曰："夫脉者，医之大业也，既不深究其道，何以为医哉！"

　　我想，手诊、面诊医学如此简单，易学、易掌握，为医者，养生学者，保健人士和一切热爱健康事业的读者若能静下心来，花极短时间览阅此书，一定会对自己诊病有很大的帮助，一定会了解在预防疾病方面手诊确有独到之处。现顺手举一病例：2010 年 10 月 3 日下午，经人介绍门诊来了一位老汉，来找我治疗红鼻子，我诊断后解释说，此病应从心治，是心肌梗死先兆。没等我把话讲完，病人老伴及陪同病人的侄女抢过话头说，可在医院诊断的是酒渣鼻哪！化验的是螨虫呀！但治疗了快一年时间，就是治不好。我又解释，酒渣鼻大多有毛细血管扩张显露及小丘疹出现。最后，在我解释下患者抱着试探的态度接受了我开的《伤寒论》擅治心脏病的炙甘草汤方药 7 剂。本月 10 日下午，病人及家属来门诊复诊时十分高兴，鼻子色泽完全正常了，说：没想到当红鼻子治疗了快一年没有治好。我又给病人开了 7 剂中药以巩固疗效。我看了病人双手掌后，建议让家里一定要准备速效救心丸备用，若胸口出现束状不舒服感觉，要高度提防心肌梗死发生。2011 年 3 月 23 日，笔者在青岛讲座时，病人家属打电话告诉我说，病人因心肌梗死发生送到医院只仅仅 40 分钟就去世了。事后，病人家属来门诊对笔者详述说，由于去医院做了彩超和心电图好几次，都显示心脏无异常给大意了，结果发病太迅速送到医院没有抢救过来，我们后悔没有听你话，过分相信仪器了。其实，人是有血、有肉、有情感的生命柔体，没有一个人在猝死前能用仪器检查出来的，仪器诊断只不过是心脏在有限状态下机械结构的测试，而对中医研究人体功能医学难以测试评估。解剖解不出来人的"喜、怒、忧、思、悲、恐、惊"及修养文化智慧层次来。

　　本书就是笔者多年从临床中来的手诊及面诊的逐渐积累，以实例为指导的部分实录集稿。但笔者再次提醒读者注意的是：在这个年轻人处于浮躁的时代，快餐文化的时代，有人爱"克隆"，真正临床原创的东西太少了，目前市场上盗版的手诊、面诊书繁多。比如，笔者在以前出版的手诊书中提出并命名的"颈椎增生线、便秘线、变异线、美术线、胚芽纹线、手指麻痹线、寿线纹"等。有人在拼抄盗版书中把这些线的名称弄错了，常常有读者打电话问我让予以解答。手诊、面诊同其他医学诊断一样，是一门严谨的学问，有半点错误是会害人的，会影响读者的学习兴趣。

2011 年 6 月，笔者被台湾中医师同德医学会邀请，在台北市中医师公会给台湾中医师面授手诊、面诊。临别时，该学会理事长罗明宇中医学博士同我交流时说："做学问来日方长，是实实在在的事，来不得半点虚假；言之不实，行之不远；时间会证明谁对社会对人类健康的事业价值更大，学术生命力长，谁才是真正的学者专家，要经得起时间的考验；做学问没有著作不行，著作不实用没有生命力不行。"笔者常常以此为诲言，为治学路标！治学座右铭！

观手诊病，是由前贤鬼谷子等人创立和后世历代研究者及临床者之流汇聚发展羽翼起来的。没有流，很难探其源。我坚信，只要有人类存在，望手诊健康的方法一定会更加发扬光大。故，手诊医学需要临床者思考，需要更多的手诊研究爱好者，用望远镜似的思维探索观察人的健康并努力普及推广。

重庆市 80 岁高龄主任医师河政权教授和学者朱文平先生认为，学习手诊就是雕塑自我，塑造一个健康的体魄。

在这个快节奏社会的今天，不要老惦记着先为自己购买医疗养老保险，却偏偏不注重为自己的健康挤出时间去锻炼，去养生。健康高于一切，健康重于一切。愿这本书能成为广大读者健康快乐的有力支点。

笔者虽然研究临床手诊、面诊 30 年了，但学术还浅，仍在见贤思齐，虚心努力勇于探索之中，不足之处，希望读者及高手专家施以指点给力，以便相互提高，为普及推广手诊、面诊而献力！

赵理明

2013 年 1 月于西安小寨藻露堂中医医院

电话：134 8823 1303

电子信箱：805262885@qq.com

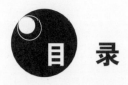

# 目 录

**上篇** **手诊入门**

**下篇** **临床望手诊病法**

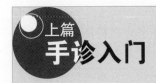

# 上篇 手诊入门

## 一 中医手诊医学

手诊医学就是根据人的手形、指甲、掌纹、指纹、指节纹、手掌软硬及手掌气色等望、摸、推、压、点、掐、按来获得病情信息诊断之统称。它有淮南子"治无病之痛"的"上工治未病"的可贵临床实用价值。有观察患者病态发展倾向，指导患者去医院向某一科就诊查体之临床作用和意义。

指甲望诊，简称甲诊。祖国医学就有"肝血盛衰，可影响爪甲之荣枯。若肝血充足，则爪甲坚韧明亮，红润光泽。若肝血不足，则爪甲软薄，枯而色夭，甚则变形脆裂"。《黄帝内经》有"爪甲青黑者，为死证"之记载。它同掌纹、指纹、指节纹、掌色泽、手形的变化符号一样，同样属于医学望诊范畴。所谓望诊，就是医生运用视觉对病人的神、色、形、态、舌象以及分泌物、排泄物色质的异常变化进行有目的观察，以测知内脏病变，了解疾病情况的一种诊断方法。古人有"望而知之谓之神"。比如：十指甲根位均无白色月眉（健康圈），提示此人体质差、易感冒、血压偏低等。所以，研究甲诊同样有一定的临床价值。再比如，一个人手掌纹路变化得看上去比较丑陋、气色差、无弹性，提示此人属有病之人。

掌纹诊病主要应观察掌纹和指纹以及手掌肌肉、色泽、手形，并可判断预知疾病。比如：若一个人双手掌长期皮厚较干巴，提示先天性鱼鳞病。总之，它们是本书下篇主讲的内容，这里暂不赘述。

笔者认为，观手诊病，同所有医学一样，目的是为了救人，影响人，而不是吓唬人，给病人增加心理负担。这就要求观手诊病者，一要有诊病技术的"硬件"；二要有以柔克刚的"软件"。就是要善于解释，关心患者，而且还要做好患者的心理压力及受挫折后的思想工作。要有寒暄式沟通之耐力和能力，把专业性术语大众化、通俗化，使患者予以接受，它既是技术又是艺术。要知道，人生有高山有低谷，但流水不腐。生活赐予人的不只是疾病、灾难、坎坷和烦恼，还有更多的欢乐和幸福，努力达到既要挽救生命，又要塑造心灵之目的。使受挫折者明白人生道路曲折多，就会生活视野宽阔，人生阅历丰富。须知：只有大自然的风霜雨雪，才有万物复苏后的春花秋实。

如果说，医学就是人学，那么，临床望手诊病也处处渗透着人文与科技。

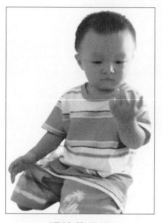

**时锦的女儿**

医患只要开口，就不自觉地伴随语言交递传播信息。掌纹医师掌握一些指导患者自我保护、克服不良习惯、心理学知识以及临床语言艺术是十分必要的。

另外，常常有读者打电话或在听讲座时询问我说，怎样才能学好手诊，应用好手诊？其实，无论学习什么东西，首先要有兴趣，有悟性。同时，还要勤于实践，善于总结才能提高得快。西安手诊讲师时锦、广州高级营养师邓林芳，两位女士常常在家中一边看书，一边看手学习手诊，其中时锦的小女儿才 6 个月，邓林芳的儿子才 12 个月。两个小宝宝见母亲观手动作，也模仿了起来（参见图片）。由此可以说明小孩子具有较强的模仿性和可塑性。

**邓林芳儿子**

兴趣是最好的老师。兴趣始，毅力终。专家之所以专，是因为他有自己热衷的不大不小的耕地，熟于斯，精于斯，创造于斯。

## 二　指甲各部位划分及常见甲型

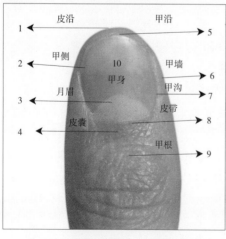

1. 皮沿　2. 甲侧　3. 月眉　4. 皮囊　5. 甲沿
6. 甲墙　7. 甲沟　8. 皮带　9. 甲根　10. 甲身

**图 1　指甲各部分名称划分图**

**指甲的正常结构**　指甲是手指第一节背侧上的一片角质结构，与毛发、汗腺、乳腺、牙齿一样，在解剖学上称作皮肤衍生物。

指甲由甲根部的甲母组织产生，营养由下面的甲床中的血管供应，每周平均长 0.5 ~ 1.2 毫米。指甲在夏天长得快，白天比夜间长得快，男子比女子长得快。

**标准指甲**　以占本指节的 1/2 为标准，大于指节 1/2 为大甲，小于指节 1/2 为小甲。月眉应以占全甲 1/5 为标准，过大过小均为不正常。指甲各部位名称划分见图 1。

**甲型**　是指指甲的形状。不同形

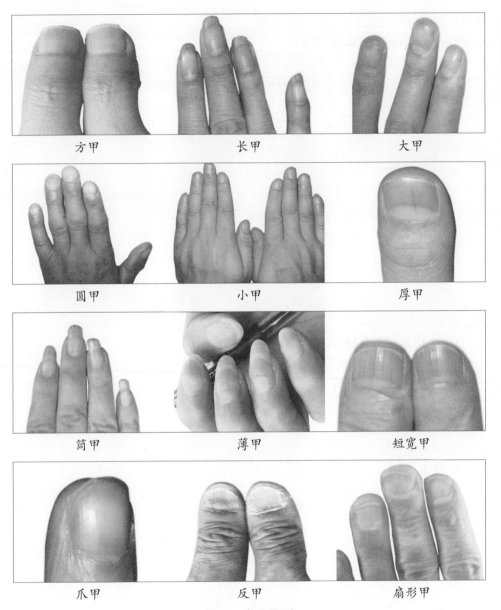

| 方甲 | 长甲 | 大甲 |
| 圆甲 | 小甲 | 厚甲 |
| 筒甲 | 薄甲 | 短宽甲 |
| 爪甲 | 反甲 | 扇形甲 |

**图2　常见甲型**

状的甲型反映不同的疾病，常见甲型见图 2。

## 三　常见指甲诊病法

　　指甲望诊诊病法，简称甲诊。爪甲的荣枯，受肝血的影响较大。中医讲"肝主筋，其华在爪"。肝血的盛衰，可影响筋的运动，而"爪为筋之余"，所以也影响到爪甲的枯荣。肝血充足，则爪甲坚韧明亮，红润光泽。若肝血不足，则爪甲软薄，枯而色夭，甚则变形脆裂。

### （一）指甲色泽诊病法

1. **白甲** 提示贫血、营养不良。甲面有白斑，提示肠道寄生虫。有众多白点出现，提示异常变化，消化功能障碍，短时间自可消失。若杂乱浊白色或黑灰色，为灰指甲。

2. **红甲** 甲板充血，暗红色，提示热证。心衰缺氧也可致指甲呈紫红色。

3. **黄甲** 提示肝、胃、子宫疾病征兆。

4. **蓝色** 提示心脏功能障碍，缺氧、瘀血。

5. **青甲** 多见心血管疾病，急腹症。若再出现青褐色瘀斑，提示恶变病信号。孕妇十指甲全发青色，建议立即去妇科检查胎儿是否死于腹中。

6. **黑甲** 提示心血瘀阻。若十指甲根皮带紧缩，皮囊又呈咖啡色，并有倒刺，提示心火旺盛，心脏神经官能症。应注意休息，调节大脑加强营养。

7. **绿甲** 多为接触原料所染。

8. **纵纹甲** 大拇指甲面出现一条不凸起的纵黑线纹，提示甘油三酯高、血稠、脑动脉硬化信号。

### （二）指甲白色月眉诊病法

1. **淡白色** 提示气血双虚。

2. **指甲干燥似乳白色** 提示肝癌中晚期。若指甲单纯乳白色，为早期肝硬化信号。

3. **色暗红** 提示心脏疾患。

4. **色晦暗** 提示动脉硬化、高血脂、疼痛性疾病。

5. **青色** 提示气血瘀滞，危症先兆。

### （三）指甲形状诊病法

1. **狭长甲** 提示易患神经官能症，脊椎骨性疾病。

2. **宽短甲** 提示男性少精，死精症；女性不孕。

3. **甲小宽而短，色红** 提示头痛，高血压。

4. **贝壳甲** 提示结核疾患病史。

5. **两头小而中间大** 提示心血管病，易患脊髓炎。

6. **反甲** 十指甲呈勺状，为长期患糖尿病史。

7. **爪甲** 提示关节炎及其他慢性炎症。若十指甲小弧度下弯，建议去医院检查内分泌情况。

8. **三角甲** 提示易患脑脊髓病。

9. **厚甲** 提示体健，性功能强，但反应较为迟缓。

10. **薄甲** 提示呼吸及消化功能差，体弱耐力差，易患神经衰弱。

11. **软甲** 提示精力不足。

12. **长大甲** 甲体占本指节 3/5 以上为长大甲，易患呼吸系统疾病。

13. **短小甲** 甲体占本指节 1/3 以下为短小甲，提示易患高血压、头痛。人在 50 岁以后，若指甲变为深红色，提示脑出血、脑血栓先兆。

14. **圆形甲** 提示易患偏头痛。

15. **点状砸凹形指甲** 提示易患皮肤病、维生素缺乏、高热、肺结核、风湿热。

16. **扁平指甲** 提示易患感冒、肠胃炎，气血双亏。

17. **卷席筒甲** 提示易患呼吸道性疾病。

18. **扇形指甲** 甲前端横面大于甲根横面，且前端翘起后端呈凹陷状，提示性功能弱、甲状腺疾病。

**（四）指甲甲面横沟诊病法**

1. **拇指** 提示精神不振。可按月份推算病史。成年人 7 个月指甲正常循环一次。哪个月份段有明显凹沟，提示哪个月份有患病史。

若拇指甲面有小小凸起来的横纹数条，提示思想压力大、心律失常信号。若拇指甲面出现凸凹不平波浪状甲面，提示血压不稳，忽高忽低。

2. **食指** 提示慢性皮肤病、肝功能障碍。

3. **中指** 提示肌肉缺乏弹力。

4. **无名指** 提示眼疾及呼吸系统疾病。

5. **小指** 提示神经痛、咽喉炎、胆囊疾患。

**（五）指甲甲面纵线纹诊病法**

40 岁以上之人十指甲面出现数条均匀的凸起纵纹线，属于正常情况，这是人最早出现的一种老年斑信号。若青少年指甲有此纹，提示消化功能障碍，易患感冒、呼吸道疾病。

1. **拇指** 出现一条凸起的纵黑线纹，提示高血压、心绞痛。

2. **食指** 甲面一侧有较粗的一条凸起纵线纹，提示心肌炎信号。若甲面出现一条凹形纵线纹，提示神经衰弱、乏力多梦、记忆力减退。若食指、无名指甲面均有一条小沙粒排列或绳状凸起纵线，提示乳腺增生、乳房肿瘤信号。

3. **中指** 甲面出现一条凸起明显纵线纹，提示胆石症。若纵线只有一半走至甲中央位，提示胆囊炎。若纵线纹粗而引人注目，提示十二指肠溃疡、胆囊疾患。

4. **小指** 出现一条光滑纵线纹，提示慢性胃炎。若此纵纹粗壮不规则，提示脊椎骨质增生。

**四** **掌纹各线名称及位置划分方法**

学习手诊应熟练掌握各线名称，也是向手诊医学纵深探索的必经之路。掌纹不是一般的线条艺术、造型艺术，是一个人生命力活泼健康与否之反映。

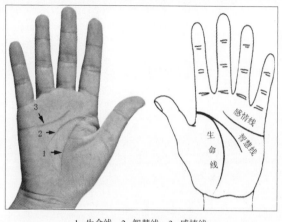

1. 生命线　2. 智慧线　3. 感情线

**图3　手掌三大主线**

**1. 生命线（见图3）** 也称本能线。就是由手掌虎口中央起点，自然走向手腕之处将大拇指围起的掌褶纹线。它代表人的寿命、体质、活力、能力、精力、健康和疾病状况。标准的本能线，深刻、明晰、饱满无间断分叉，不超过中指中垂线。不能错误地以它长短、粗细来论寿命之长短。若有叉纹、障碍线，提示有大病先兆。应指出的是，是人体疾病决定掌纹的变化，而不是掌纹主宰人的身心健康。我们知道，山有主峰、群峰；水有主流、支流；字有主笔；人际关系也有主、宾。同样，掌纹也有主次之分，手掌本能线应有统领诸线之作用，如同气血畅通，生命之本。

**2. 智慧线（见图3）** 也称脑线。就是由手掌虎口中央走流到掌中，至无名指中垂线处为标准。标准的脑线，代表大脑聪明，精力充沛，心情愉快，健康活泼。若脑线不正常发展，提示心血管、智力、脑神经系统以及头部方面疾病信号，此线与遗传有关。

**3. 感情线（见图3）** 也称四指掌褶纹线。就是由手掌打击缘小指下起点走流到中指下的掌纹。它代表心脏、视神经、呼吸道、食管等人体健康病史状况。

**4. 命运线（见图4）** 也称玉柱线。就是由手腕中央向上走至中指下之掌纹，叫玉柱线。此线并非人人皆有，它与遗传有关，代表人的体质，心血管和呼吸系统疾病常在此线有反映，还能表现出人的精力盛衰状况。

命运，就是生命信息运动之结果。换句话说，就是自己积极主动拼搏所进取的结果。

**5. 非健康线（见图5）** 就是起于掌坎宫、斜走小指下坤宫方向处的掌纹。有此线出现，提示此人不健康。

公认的健康标准是：一要躯体强壮结实；二要心理健康；三要良好的道德修养；四要有社会的适应能力。

健康生活方式：①积极参加体育锻炼；②合

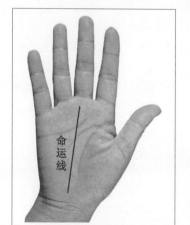

**图4　命运线**

理掌握饮食（忌烟酒，忌生冷，吃饭以不饥不饱为宜），粗、细、腻、淡搭配得当；③讲究卫生习惯；④良好的心理精神状态；⑤要适当参加体力劳动；⑥生气动怒时不要与人交谈。

**6. 健康线（见图6）** 就是本能线上部生出一条或两条走向中指下或食指下生机勃勃之掌纹。有此线代表其人以耀其精神，即使身体有病，也能很快康复。

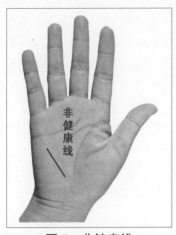 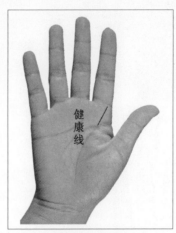

图5 非健康线　　　　　　　　图6 健康线

**7. 干扰线（见图7）** 就是干扰主线的横竖线。干扰线可组成各式各样的病理纹。如果在本能线上有若干条明显的干扰线，为糖尿病的先兆。

**8. 太阳线（见图8）** 就是无名指下有一两条穿过感情线之竖线，它代表人的气质、呼吸系统、精神状态等。与人的智能、技术等有关。笔者多年临床验证，有成就的作家、教授以及有成功事业的人均有发达的太阳线。

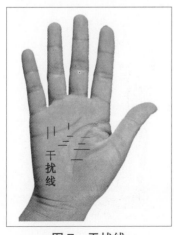 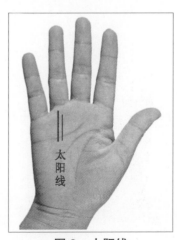

图7 干扰线　　　　　　　　图8 太阳线

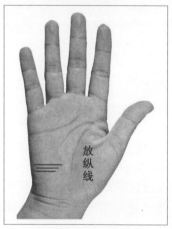

图 9　性线

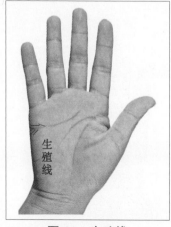

图 10　放纵线

9. **性线**（见图 9）　就是小指下掌打击缘从感情线上侧生出两三条、平直清晰而不间断之掌纹。标准的性线长度应不超过小指中垂线，它与人的性生活、泌尿生殖系统有关。

10. **放纵线**（见图 10）　就是小鱼际处有一条朝本能线方向浪漫走流的横线。它提示性生活过度，长时间体力消耗，生活不规律或长期熬夜，或接触过毒品、麻醉品。若小儿有放纵线，提示夜啼或长时间俯卧睡觉。

11. **生殖线**（见图 11）　就是感情线起端呈根须状的纹线，有生殖线说明生殖功能旺盛。

12. **手腕线**（见图 12）　就是手腕处两条横线，它代表生殖功能。另外，笔者多年临床研究发现，若一个人手腕线为三道者，为长寿家族后裔。若出现四道手腕线者，提示此人家族有 90 岁以上老人。若出现五道手腕纹者，提示此人家族有 100 岁以上老人。这是笔者多年临床发现统计得出的结论，欢迎读者临床研究实践证实。

如果靠手掌手腕线上有星字纹符号，或手腕线残缺不全，或呈标准的链状纹或手腕处有几条静脉浮露，提示肾及生殖功能差，女性易患妇科炎症。

小孩手腕处出现静脉浮显，头发一撮一撮地

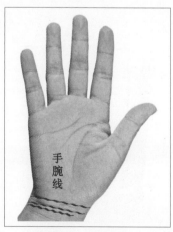

图 11　生殖线　　　　　图 12　手腕线

联合一起如麦穗状，说明小儿消化系统有障碍和营养缺乏。

**13. 贯桥线**（见图13） 就是承接智慧线和感情线之连线。有此线，提示有心脏功能障碍。

**14. 异性线**（见图14） 靠手掌打击缘掌面上，有倒"丫"字纹，称为异性线。青年人如果双手掌均有众多迷恋恣性的倒丫字纹，提示房事过频，应提防泌尿系统感染。

● 男性性生活后，耳垂发青，提示房事过频所致。

● 不要只慎防大寒大热及外伤对自己侵害，更要防因食欲色所引起的重患。

**15. 过敏线**（见图15） 也称金星环。就是连接食、中二指缝与小指、无名指缝之间的弧形连线。有此线提示属于过敏性体质，易患药物、皮肤、支气管过敏。过敏线无论从何方生出，走不到位，则不可定为无过敏体质。若两边均生出但中间有写行书样连接，提示为过敏体质。

**16. 孔子目纹**（见图16） 就是大拇指第一节和指背对应处有眼状纹，四指末端第一节有双条指节纹。有此纹代表其人聪明，知识分子多有此纹。若大拇指节纹只有一道，第二指节面有一两条同样的明显横纹，也为孔子目纹看待。

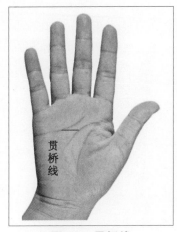

图13 贯桥线

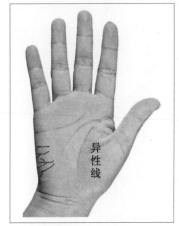

图14 异性线

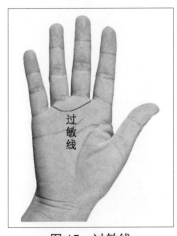

图15 过敏线

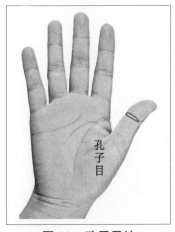

图16 孔子目纹

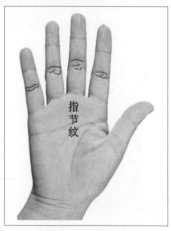

图 17　佛眼纹

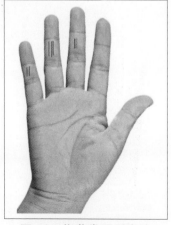

图 18　指节纹

**17. 佛眼纹**（见图 17）　就是大拇指第二节横纹有小眼状纹连接。临床价值同孔子目纹。

**18. 指节纹**（见图 18）　就是手掌十指每节承接处一两条粗而明显的横纹。若十指第一指节纹只有光滑一道，提示此人在学习时注意力不易集中，大脑易开小差，一般注意力集中时间不超过 20 分钟。若十指每指节纹均呈一条光滑的横纹，提示此人大脑反应迟钝，痴呆。

**19. 指节掌面川字纹**（见图 19）　就是十指节面均有竖形纹。表示体健，若老年人出现此纹，小指又有一条如锥划沙一样贯通的竖沟线，提示长寿意义更大。

**20. 肝分线**（见图 20）　就是性线延长超过无名指中垂线，也称酒线。有此线提示过量饮酒导致肝功能障碍。关节炎、痛风患者也可见到此纹，接触毒品及肝脏疾病患者也常见此纹。此线如某些汉字一样，在某些情况下可代表几种含义。

**21. 金月丘指样纹**（见图 21）　就是手掌月丘、金星丘有指腹样纹。有此纹出现，提示此人即使看上去壮实，但耐力很差。若双手均有此纹，提示此人若患大病，康复缓慢，抗病能力、免疫力、忍痛能力均弱。笔者临床发现，一个人若双手金月丘有指样纹，10 个手指有 7 个以上指

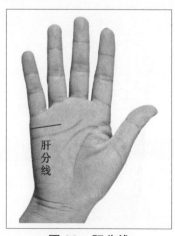

图 19　指节掌面川字纹　　　图 20　肝分线

纹开口均向小指侧，提示此人平时应注意保健，在癌症患者中常可看到这样的指掌纹。

22. **悉尼线**（见图22） 就是智慧线延长至打击缘的线。大约在20世纪70年代，有掌纹研究者在澳大利亚的悉尼市发现的一种特异变化的掌屈褶纹。临床代表各种恶变病信号，若发现双手均有悉尼线，线末端又有岛纹，提示要高度重视，及时观察其手掌变化来指导病人去医院的某一科检查。若儿童双手有悉尼线，提示发烧致使智力发育已受到影响或易患过敏性紫癜病。

23. **指节横纹线**（见图23） 就是指节掌面出现数条横细线，以无名指第二节面横纹为代表，称为病纹线。此纹如同非健康线一样，代表多病，体质差，是内分泌失调之先兆。双手短时间泡水指腹有凹状皱横纹，提示水肿、肾功能障碍信号。

24. **通贯掌**（见图24） 就是感情线、智慧线合融在一起的掌纹，也称断掌、转道纹。此线与遗传有关，代表人的体质、智力、寿命及疾病的发展状况。在艺术方面有天才，但易患头痛。

25. **土星环纹**（见图25） 就是手掌离位有一条弧线正好扣住中指根部，为标准的土星环。它提示眼疾、肝气不舒。若土星环移扣到食指，

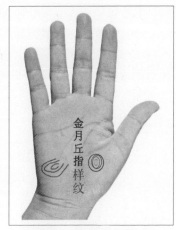

图21　金月丘指样纹

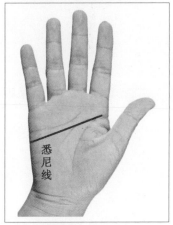

图22　悉尼线

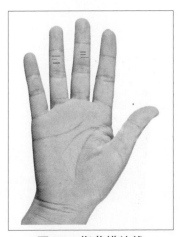

图23　指节横纹线

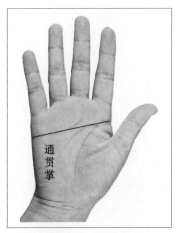

图24　通贯掌

提示身心健康。若土星环内呈凹状，色泽晦暗，提示心脏功能障碍。

26. 胚芽纹（见图26） 就是本能线上部靠掌心侧，线上有数条排列向上的露苗小线。"初发芙蓉，并非可爱。"临床提示气血双亏、血压偏低、体质差、易患感冒，脑力劳动者多见此纹。建议有胚芽纹者应注意营养，加强体育锻炼。

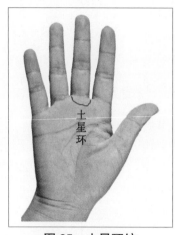

图25　土星环纹

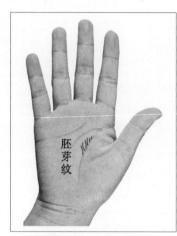

图26　胚芽纹

27. 便秘线（见图27） 就是本能线下部靠掌内处有几条流苏支线走向月丘处。若有一条较长支线，提示顽固性便秘及宿便史。医学家赵学敏说："凡治病，总宜使邪有出路。"习惯性便秘可导致黄褐斑、扁平疣等病。

28. 副线（见图28） 就是主线两侧有长的平行线或主线中断处又有短线承接之线。前者代表身体健康，后者提示即使患病也能康复。

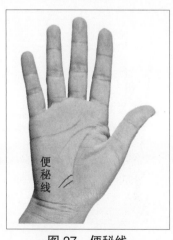

图27　便秘线

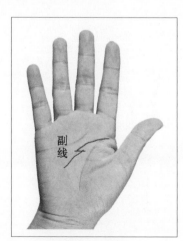

图28　副线

**29. 水星垂线纹**（见图29）　就是坤位小指下有几条纵细线。提示生殖泌尿系统疾病，下肢乏力症。

**30. 坤位马蹄样指纹**（见图30）　若食指、中指、无名指、小指之缝掌面指样纹越多，提示此人反应越迟缓。一般正常人无名指与小指缝下坤位均有马蹄式指样纹。

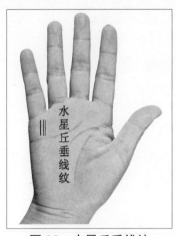

图29　水星丘垂线纹

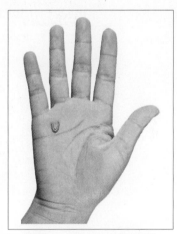

图30　坤位马蹄样指纹

**31. 十指纹**（见图31）　1686年，意大利波罗尼亚大学的马鲁匹基教授开始潜心研究指纹。指纹是十指腹先天的自然纹，公安系统破案就常用指纹。据说国内外体育界就利用掌指纹形状来选择优秀运动员。除手腕要灵活外，指纹纹路角度越小，提示此人大脑反映越灵敏。对于手掌三大主线短的和通贯掌者很少录用。另外，十指涡斗纹要多，弓形纹要少。这就说明了皮纹与运动员的体质、耐力、智力有着密切的关系。德国哲学家莱布尼茨有句名言："世界上没有两片相同的绿叶。"手掌指纹何不如此。若儿童双手指腹纹弓形角度大，且占六指以上者，提示反应迟缓。

附：几种常见指纹（见图32）

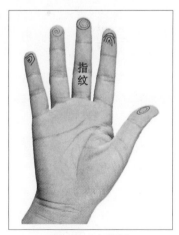

图31　十指纹

**32. 寿线纹**（见图33）　也称第二健康线。就是本能线起点向手背方向延伸或此线末端延伸变深，代表进入老年体健而长寿之象征。《黄帝内经》指出长寿之秘诀：在于自我保护，讲究卫生。生命之亮点不在于生理年龄大小，而在

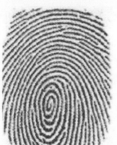
1. 斗指纹

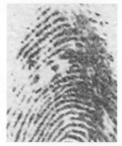
2. 涡指纹

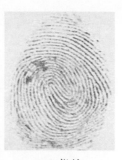
3. 箕形指纹

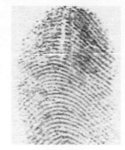
4. S 指纹

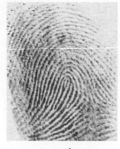
5. 弓形指纹

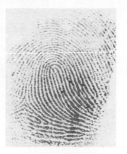
6. 左马蹄指纹

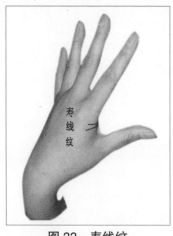
7. 右马蹄指纹

**图 32　几种常见指纹**

于心理年龄的年轻不衰。

**33. 手背指节纹**（见图 34）　就是指各关节手指背对应处之纹。若此纹两三条并呈弯曲状，提示此人大脑发育健康；若只有一条，提示此人反应迟钝。若指节纹呈咖啡色，无名指最明显，提示胆囊疾患信号。

**34. 变异线**（见图 35）　就是肝分线延长变形穿过三大主线走向大拇指掌面之掌纹。此线代表恶变病之信号。

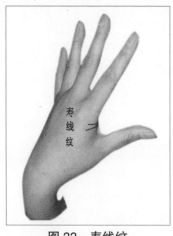

寿线纹

**图 33　寿线纹**

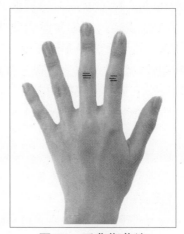

**图 34　手背指节纹**

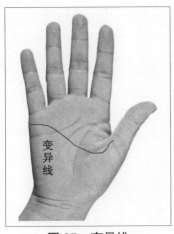

图 35　变异线

**35. 口才线纹**（见图36）　就是大拇指第二指节掌面有一条明显的横纹。代表善辩，应变能力强。当然，口才好还要勤于学习，勇于锻炼，善于总结才行。

**36. 腹泻线**（见图37）　就是生命线稍稍上方内侧有一条细的紧跟主线的一条平行线。代表大肠慢性炎症，这类人，只要一吃凉食物就会出现腹泻，笔者建议这类人在吃梨时，尽量清洗而不要剥皮，因为皮有收涩作用，可以缓泻。

**37. 美术线**（见图38）　就是生命线末端处有一条先天的斜穿生命线之掌纹。有此线说明此

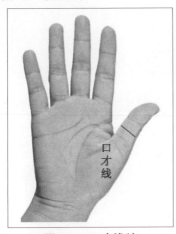

图 36　口才线纹

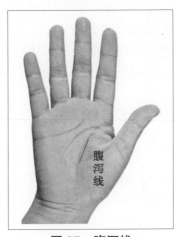

图 37　腹泻线

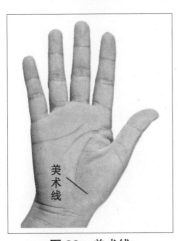

图 38　美术线

人从小喜欢画画。笔者原工作医院距西安美术学院仅仅一街之隔，美术学院的人找我看病的机会就多，慢慢地就发现了一定概率。但并非没有美术线者不能成为美术大家。

**38. 手指麻痹线**（见图39）　就是生命线内侧，虎口处生有一条较短的独立掌纹。代表此人随着年龄增长，临床上会出现手指麻痹症状。

**39. 颈椎增生线**（见图40）　就是无名指下，方庭内生有一条走向小指根方向的细掌纹。颈椎乃一个人的健康之舵。所以，中医界有经验说："颈为百病之根"，"病从颈生，治病从颈"。

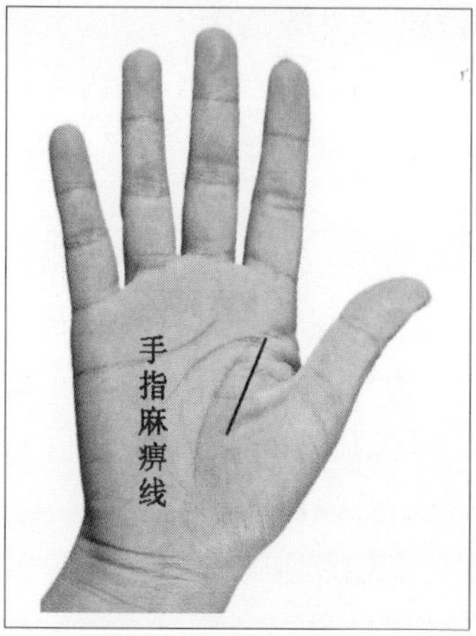

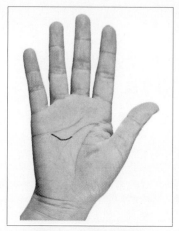

图 39　手指麻痹线

图 40　颈椎增生线

**40. 打击缘纹**（见图 41）　　就是手掌外缘掌面近期出现的皮肤变皱、松弛纹的情况。代表此人短期内思想压力大或腹泻致体内脱水造成的。

**41. 指腹横纹**（见图 42）　　就是指腹出现细小的几条横纹。提示近期思想压力大、失眠障碍。若青年女性唯独大拇指腹外侧出现几条横纹，多为月经不调。

**42. 指腹竖纹**（见图 43）　　就是指腹出现细小的几条竖纹。提示目前消化功能差，消化分泌失调。

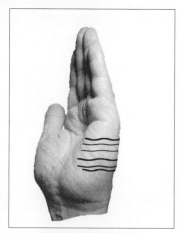

图 41　打击缘纹

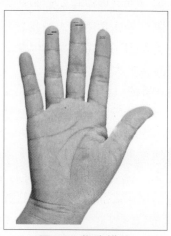

图 42　指腹横纹

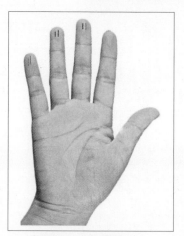

图 43　指腹竖纹

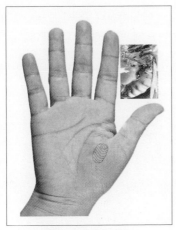

图 44　音乐线

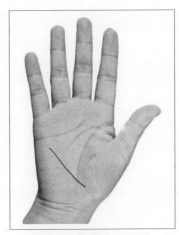

图 45　免疫力下降线

**43. 音乐线（见图 44）**　　就是手掌震位掌面处有蜜蜂背样细条皮纹。代表此人从小热爱音乐，爱唱歌。国外手诊学者对此线颇为研究。

**44. 免疫力下降线（见图 45）**　　就是生命线下方出现斜的干扰线同非健康线合为一起而延长到小指下方。有此线提示此人免疫力严重下降。临床上在红斑狼疮患者手上多能见到此线，尤以女性多见。

<table>
<tr><td>五</td><td>手掌酸碱区划分法</td></tr>
</table>

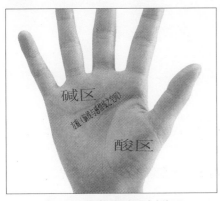

图 46　手掌酸碱区划分区

手掌是分酸碱区的（见图 46），酸区是在大鱼际附近，碱区在感情线上边，由中指、无名指围成的区域内。碱区增大，提示胃病、哮喘、脏器下垂、低血压。酸区增大，提示高血压、脑出血、糖尿病、心脏及肾疾患信号。

酸性体质的人，喜欢喝咖啡，喝了也不影响睡眠。碱性体质的人，对咖啡很敏感，睡前饮一杯就影响入睡。

方庭是指脑线与感情线之空间。

<table>
<tr><td>六</td><td>手掌生命线年龄划分法</td></tr>
</table>

生命线年龄划分法预测疾病的方法，是指如果在生命线划分的年龄段处的纹线有异常，如断裂、分叉、消失、有干扰等，说明应该在此年龄段注意。

生命线两种划分法：（1）从食、中两指缝向本能线平行画弧线，相交点分别为 20 岁，40 岁，60 岁，80 岁。依此类推（见图 47）。

（2）生命线弧度过大，全长中心是40岁，以此按生命线走向等距离加减推算（见图48）。

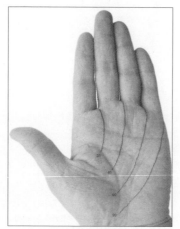

图47　生命线划分法1

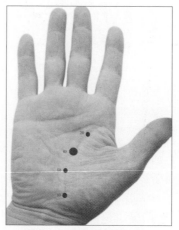

图48　生命线划分法2

还有手掌三大区域划分法，大鱼际、小鱼际划分法（见图49，图50）。

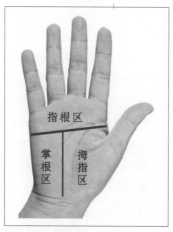

图49　手掌三大区域划分法

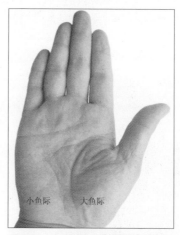

图50　大鱼际、小鱼际划分法

## 七　五指诊病法

### （一）大拇指

五指以大拇指为最重要，与其余四指有对等作用，它相当于自身一条大腿在大脑支配运动区的10倍。拇指长度以达到食指第一节的一半为标准，它的发达与否，是判断一个人生命和智能的标准。大拇指呈方头，提示此人心脏功能有障碍，易患心律不齐。大拇指呈蜂腰状，提示易乏力疲倦。大拇指粗大，提示易动肝火、食欲不振。大拇指扁平状，弹性差，提示此人体质差。若指腹弹性好，提示此人健康。大拇指根金星丘发达、弹性好，提示身体健康，肺好，胃更好。

### （二）食指

标准的食指长度以达到中指第一节指节一半为佳，代表气管、肝脏功能之强弱。食指短小或明显松软、无力，易患脾胃病，儿童时期营养不良。食指第二节细腰状，示陈旧性气管炎。食指指甲小，提示生理性头痛。女性食指指甲光亮偏歪向拇指方向，提示可能为不孕症。

### （三）中指

中指属心，代表心脏和循环系统的健康状况。中指特别长，提示易患腰痛。中指短小低于食指、无名指，提示易患心律不齐。中指苍白、细小、瘦弱，提示心脏供血不足或长期贫血。中指偏屈状，同左右指并拢时漏缝，提示心脏、小肠功能较弱。

### （四）无名指

无名指也称环指、药指，它的长度应略高于食指。代表人的视觉及神经系统。多做无名指运动，可有保健大脑与调节神经之作用。无名指长于食指者，提示体质佳。无名指同食指等长，提示易患脾胃病。无名指指节有杂乱横纹，提示不健康。双手无名指指端如鼓槌状，提示心脏功能较差。

### （五）小指

小指遗传性强，标准以长度达到无名指第二节指节横纹处。代表心脏、生殖系统功能的强弱。小指根部呈蜂腰状，提示此人性功能正在消退阶段。小指指甲月眉呈粉红色，提示近期心脏功能弱。小指指甲月眉较大而明显的女性，提示体健、性功能强。小指掌指面有静脉浮露，提示小便不畅，热淋。若肤色红，提示病轻；色发青，提示病重。若所有手指均朝小指方向偏歪曲，提示肠胃功能差。小指起位过低，只要小指总长度达到标准，也属正常范围。小指指甲甲面有白色斑块，提示泌尿系结石信号。小指指甲甲根小，皮带紧缩，而甲端宽大，女性提示不孕症。小指掌面靠无名指侧皮厚、异色，提示近期心脏病。因为心经正好运行于小指内侧。

## 八 手型大小与身高映病法

身材高大，而手型短小，提示易患心血管疾病。
身材矮小，而手型长大，提示易患胃肠道疾病。
身材高大，其脉也长；身材矮小，其脉也短。

## 九 手掌与人体内脏对应示意图

手诊时，无论看手掌、手背，均以大拇指侧为人体对应左侧，以小指侧为人体对应右侧。

手背人体对应方向见图51。手掌人体对应方向见图52。

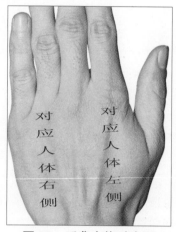

图51 手背人体对应图

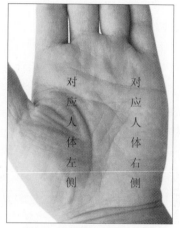

图52 手掌人体对应图

## ✚ 手掌九宫八卦划分法

我国古代把手掌分为9个宫区（见图53）。

九宫临床病理意义：

1. **巽位** 代表肝胆功能。丘高耸，色粉红，示肝胆功能良好。纹路散乱，皮粗，示肝胆功能有病变，色暗，病理意义大。出现方形纹，示肝胆解毒能力降低。出现三角纹，示其人接触过毒品，或多次肌注过毒品。巽位出现不规则环形纹，示脂肪肝。

2. **离位** 为心脏所主。纹乱，色暗，示心脏功能弱。过于低陷，青筋浮起者，示心力衰弱，或心火旺盛。

3. **坤位** 为小腹器官所主。纹乱，有异常符号，皮粗，色暗，示泌尿、生殖

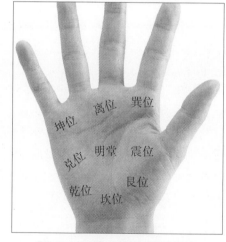

图53 手掌九宫八卦划分图

功能有病变。若低陷，浮筋，肤色白，示生殖功能弱，女性易患宫寒不孕。

4. **兑位** 为呼吸系统所主。隆而高，色红润，示身体健康。纹乱，皮粗，色暗，示呼吸功能差。低陷，浮筋，肤色枯白，示呼吸系统有慢性炎症，易患肺气肿。

5. **乾位** 代表心理状况和呼吸系统功能。隆起色正，示心理健康。纹路散乱，皮粗，示抑郁，易患神经衰弱。低陷，筋浮骨显，肤色白，示呼吸系统功能衰弱。

6. **坎位** 代表泌尿生殖系统之功能。若坎位隆起，肉软光润，示泌尿生殖系统功能良好。低陷，青筋浮起，示泌尿系统功能较差，容易感染。有菱形符号、十字纹，示前列腺炎，阳痿早泄，尿道炎及子宫、肛门病变。若地丘位纹杂乱，示肾功能差，易患不孕症。

7. **艮位** 为脾胃所主。隆起，软而光润，示脾胃受纳运化功能良好。色暗、皮粗、纹路散乱，示脾胃功能差。静脉浮显，示大便干燥。色暗呈片状，示脾胃不和。

8. **震位** 代表神经系统功能。发达红润，示体健勇敢。过于发达，示易怒好斗。此位毛状纹、星纹，干扰线多，示其人常精神紧张而导致神经官能症。若纵纹多，示支气管炎或喉癌倾向。若震位苍白，肉薄，示性功能差。有田字纹出现，示患有胃溃疡。

9. **明堂** 反映心血管系统之功能。明堂宜凹，色正，示身体健康，情绪稳定。纹杂乱，示心情忧郁，失眠，身体虚弱。若肤色青暗，示近期要患病。若灼热，示虚火上升，易患掌心风病，或慢性消耗性疾病。若冰凉，掌色枯白，示消化液分泌功能差。健康人明堂多是冬暖夏凉。

## 十一　手掌九星丘划分法

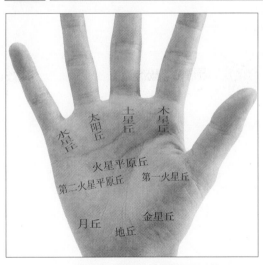

手掌九星丘划分见图54。手掌九星丘临床病理意义与手掌九宫相对应，如木星丘相当于巽位，土星丘相当于离位等，所代表的脏腑功能及病理意义可参考手掌九宫划分法。

**图 54　手掌九星丘划分图**

## 十二　手掌对应脏腑病理区域划分法

手掌面代表人体前面，手背代表人体后背。应熟练掌握此图，它是一副学好手诊诊病技术方略的重要枢纽图（见图55）。右手巽位（木星丘）看肝胆功能，左手巽位（木星丘）看脾胃功能。

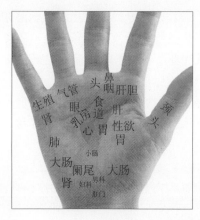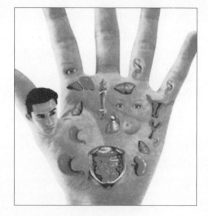

图 55　手掌对应脏腑病理区域划分图

## 十三　手掌病理形状纹及常见符号

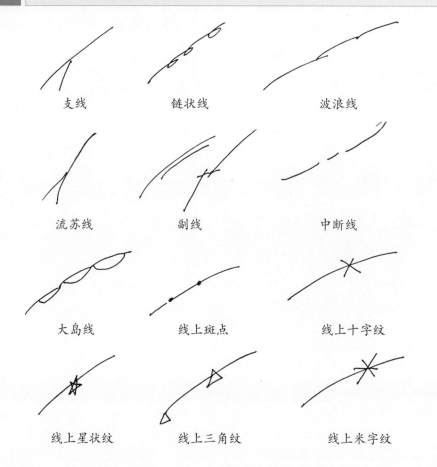

支线　　　　　链状线　　　　　波浪线

流苏线　　　　　副线　　　　　中断线

大岛线　　　　　线上斑点　　　　线上十字纹

线上星状纹　　　线上三角纹　　　线上米字纹

线上四角纹　　　　　　线上岛纹　　　　　　线上胚芽纹

线上毛状纹　　　　　　线上格子纹　　　　　　线上十字纹

## 十四　正常手掌比例区分法

　　正常手掌、手指比例应为 10∶8（见图 56）。

　　如果一个人 5 个手指并拢时长度长于手掌，提示先天性肾下垂倾向，易患腰痛。

　　如果一个人 5 个手指长度与手掌相等，大多为方形手掌，提示易患胆结石倾向。

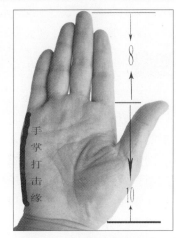

**图 56　手掌比例区分图**

## 十五　观手色泽诊病法

　　一个人颜面色泽可由于情绪紧张而变化，但掌色一般不受干扰。运用之妙存乎于心。

- 双掌白色，提示慢性病，贫血。
- 双掌黑褐色，提示恶变病，多为胃癌先兆。
- 双掌青色，提示瘀血性疾病。
- 双掌呈蓝色，提示肝胆疾患。
- 双掌色黄干燥不出汗，提示胃有恶变病信号。
- 双掌自幼干巴皮厚，提示先天性鱼鳞病。
- 双掌及指甲光亮似绸缎，且柔软红润，提示风湿病信号。
- 双掌面有数朵脂肪丘，提示高血脂。双掌面有数朵血脂丘，提示脑动脉硬化先兆。

● 双掌面呈红色，提示高血压，若伴有满月脸时，提示与吃激素有关。若突然间色红加重，提示脑出血信号。若一个人双手五指掌面颜色比掌面色泽红，提示此人血压不稳定，易受紧张或压力情绪波动而忽高忽低。

● 双掌颜色正常皮细腻，掌面肌肉松软，提示心脏功能弱。

● 双掌干巴露骨，提示脾胃病。

● 双掌红白点布满整个掌面，提示消化功能障碍、内分泌失调。

● 双掌呈绿色，提示脾胃病、血虚。

● 双掌食指、拇指根发黑，提示痔疮发作。

● 双掌中指根发黑，提示头痛发作、鼻炎。

● 双掌出现雀斑样黑点，双唇颜面均有，提示患肠息肉信号，称黑子病。

● 双掌色白而干，或红而干，提示手部干性湿疹，手皲裂，汗疱症。

● 双掌十指腹红色如染，提示糖尿病信号。

## 十六　掌纹墨印传真方法

用毛笔在印台上涂墨汁采集掌纹的方法，既方便又经济，黑色印在白纸上使黑白分明而清晰，比彩色照片易辨别。印纸最好选用光亮无褶无破、吸水性强的白色道林纸。要求被采用有价值的掌纹者双手干净无油污，采纹者左手掌心向上托被采掌纹者手指背，右手将涂有墨汁的印台倒翻下，一定要垂直，频压给全掌面涂色。对掌心凹陷处要用印台一角来压涂。全手掌涂色要均匀。切忌在掌面来回摩擦给色，以免纹内有色影响印图效果。涂好墨后，被采掌纹者五指自然分开，垂直轻按在提前铺垫好的白色印纸上，对掌心处要在手背处用力使压，不要挪动造成重复叠纹图，要求细小纹路也要清晰可辨。对有价值的手腕纹印出也要完整无缺。印完后要现场用笔注明被采掌纹者的姓名、性别、年龄、采纹时间、地址等，以免日后混淆。

另外，对手部创伤性皮损掌纹不宜采印，因为创伤之疤痕，手癣之皮粗裂口会给墨印诊断带来障碍，以免误诊。对确有价值的掌纹可用笔来描绘保存。

## 十七　细微掌纹彩色摄像模糊处理法

掌纹医学爱好者往往遇到有临床价值或特殊手纹需要摄像时，对某条有价值细微纹路洗像后看不清楚而烦恼。笔者经验是，用手掌纹墨印传真方法轻涂有价值部位，再照相，这样，图片洗出来后纹路就清晰可辨了（见图57）。

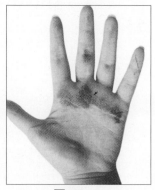

图57

# 临床望手诊病法

# 第一部分　头颈部

　头　痛

　　头痛在古代医著中有"真头痛"、"脑痛"、"头风"等病名。传说三国时期曹操就有被头风折磨的记载。头为诸阳所之会，脑为精血所之聚，内伤外感均可引起头痛。盖头居人之高位，高顶之处风最易到，诸邪必借风邪之力方可上达，故有医家治疗外感头痛当以祛风为先。中医有外感风寒头痛（遇风寒头痛加剧）；有外感风热头痛（遇热加重）；有外感风湿头痛（阴雨加重）；有肝阳上亢头痛（怒则加重）；有中气虚弱头痛（疲劳时头痛如空而重）；有血虚阴亏头痛（心慌、目花、隐隐头痛）；有瘀血阻络头痛（头痛如刺而位固定）；有痰浊上蒙头痛（饮食不节，脾胃失运，痰浊阴邪内生，上蒙清窍则昏沉作痛）。

　　头痛是临床上最常见的症状，现在多以神经性头痛或神经血管性头痛取名。黑龙江中医药大学高维滨教授将头痛分为：①血管性头痛（包括偏头痛类和脑血管疾病的头痛）。②多见于青年女性的肌紧张性头痛。③精神性头痛。④全身性疾病的头痛。⑤五官疾病引起的头痛。⑥颅内感染性头痛。⑦其他如脑瘤、颅内压增高、颅内低压症和腰穿后头痛以及头外伤与癫痫性头痛等。

　　**各种头痛在手掌的表现如下**

　　1. 当手掌出现通贯掌或通贯掌呈链状时，提示顽固性头痛（见图1）。大拇指指节纹突然显红色，出现头痛，常因吃花生米多而引起。慢性头痛急性发作时也会有此现象。

　　2. 脑线上被明显的大"米"字纹锁定，或大拇指指节头如球拍状，提示习惯性头痛（见图2）。

　　3. 脑线上有明显的十字纹，或脑线坠势直奔月丘，末端被干扰线交成十字纹，均提示头痛

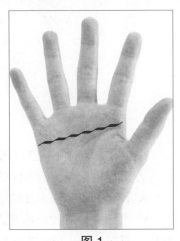

图 1

（见图 3）。

4. 脑线紊乱或过短或过浅呈链状，或大拇指第二节指掌面有明显乱纹或明显的十字纹；脑线有断裂或断裂处有小线连接；脑线在中指下分叉，或叉纹下折走向，均提示头痛（见图 4）。

5. 脑线同本能线之间有明显的贯桥线，提示顽固性头痛（见图 5）。

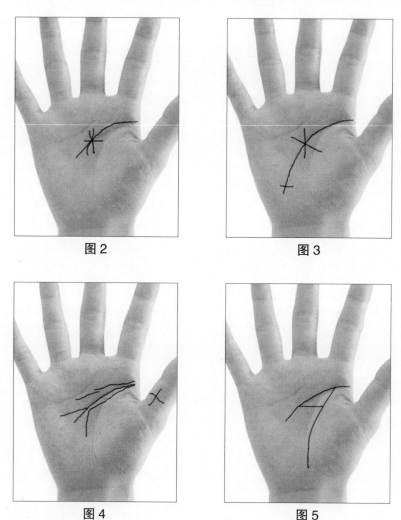

图 2

图 3

图 4

图 5

6. 正常脑线上有几条干扰线，提示头痛（见图 6）。

7. 脑线过长又附会本能线而行，提示易患忧郁症，胃病，头痛（见图 7）。

8. 源出两条脑线，又被干扰线干扰，提示用脑过度而致头痛（见图 8）。

9. 食指甲面有边沿清楚之红斑（见图 9），同时双耳青紫色，提示头痛正在发作。若偏头痛，痛侧瞳孔也扩大。小指甲之人（见图 9），常头痛。两眉粗疏

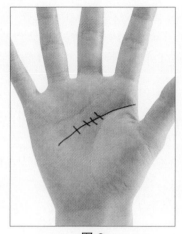

图 6

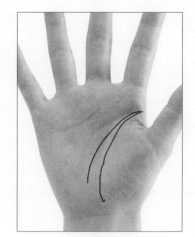

图 7

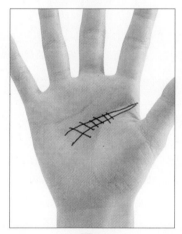

图 8

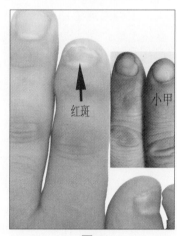

图 9

之人，常头痛。鼻子慢慢地偏向一侧，提示常头痛。一侧眉毛外侧脱落者，提示三叉神经痛、头痛。

**头痛中医治疗**

**1. 川芎茶调散（《和剂局方》）**

处方：川芎、荆芥各 12 克，薄荷 24 克，防风 9 克，细辛 6 克，白芷 9 克，羌活、甘草各 6 克。

用法：每日 1 剂，水煎服。古人云：细辛不过钱（1 钱等于 3 克），过钱命相连。临床验证意指研末吞服，水煎服时细辛可增至 10 克，但需先煎半小时。

功效：散风邪，止头痛（脉浮滑者头痛易治、短涩者难治）。

中医认为，大凡偏左头痛属肝、属血、属火；偏右头痛属脾、属痰、属风；

额头痛属血虚；头双侧太阳穴处痛属胆火；脑顶痛吐涎沫属厥阴；脑后痛耳鸣者属肾虚；头痛牵扯后项者属阳亢；全头痛者属风属火；常痛不休属外感引起；时痛时止为内伤引起头痛；清晨上午头痛加重者为气虚头痛；下午晚上头痛加重者为血虚头痛。

川芎茶调散加减：头顶痛者加藁本。左边头痛者加熟地、当归。右边头痛者加党参、生黄芪。两侧头痛者加川芎，因川芎有行气开郁，理血止痛作用，其用量必用 30～80 克，能收奇效。但对血虚发热或火壅于上者宜慎用。眉棱额骨头痛加白芷、羌活适量。后脑头痛加枸杞子、羌活适量。头痛痰多欲吐、眩晕者加半夏或半夏白术天麻汤（《医学心悟》）。此方组成：半夏、天麻、茯苓、橘红各 9 克，白术 15 克，甘草 6 克，生姜 1 片，大枣 2 枚，水煎服。同时，此方还是调整人体机能的重要方剂，尤其对调整血压忽高忽低者有良效。此方不但对发作性头痛、食后嗜睡之低血压有效，对肠胃虚弱头痛体倦之高血压也有效。头胀痛或遇热加重如裂者加黄芩、生石膏（先煎 30 分钟）。头剧痛而胀，口鼻又生疮，属内热已积加服中成药黄连上清丸。怕冷身寒，头痛似紧束，得暖则缓，遇风加重者加天麻、蔓荆子。鼻炎引起头痛加辛黄花、苍耳子。突然头痛耳鸣者加龙胆草或同龙胆泻肝丸内服。慢性头痛耳鸣者属虚，加减效差者，宜用补中益气汤加枸杞子、菟丝子、蔓荆子、决明子，可获良效。颈椎病引起头痛者加葛根。头痛固定如锥刺，属瘀血性头痛用川芎茶调散加减效差者，宜血府逐瘀汤（《医林改错》）组方：桃仁泥 12 克，红花、当归、川芎各 9 克，赤芍 6 克，牛膝 9 克，桔梗 6 克，柴胡 4 克，枳壳 6 克，生甘草 5 克，独活、藁本各 10 克，水煎服。头痛日久入络加全蝎、蜈蚣，搜逐瘀寒。

**2. 偏头痛方（《止园医话》）**　此方为岳美中教授临床广为传播所倡。

组方：连翘 12 克，菊花、霜桑叶各 9 克，黄芩、苏薄荷各 6 克，苦丁茶 7.5 克，夏枯草 12 克，藁本、白芷各 6 克，荷叶边半个，白茅根 12 克。水煎内服。罗止园曰："治偏头痛极灵，屡试屡验。"

主治：急性偏头痛、三叉神经痛，头痛发作时一侧剧痛，太阳有热感，伴双目抽痛，甚者痛连面齿，或午后体温升高。

岳美中教授用此方治疗头痛严重者，于上方加防风 6 克，金银花 15 克治之。"以方套病，必将误人"，若遇寒厥或痰厥之头痛，不可应用上方。

**3. 头痛外治经验方**

组方：白芷、川芎研细末各 3 克，同生石膏粉 3 克，加适量冰片共拌均匀，分三等份备用。

用法：水拌潮湿，取 1 份放在肚脐上，用胶布固定即可。

**4. 紧张性头痛外治法**　因学习或工作而致紧张性头痛发作时，可用酒精棉球放入双耳道内，稍后头痛即可缓解或消失。

5. **灸法治疗偏头痛** 哪侧头痛发作时，可用艾条或香烟点燃在耳孔直上入发际 1.5 寸处的率谷穴（见图 10）灸 3 分钟左右，可清热散风治疗偏头痛。

6. **民间治疗头痛方**

（1）当归 15 克，木通 6 克，水酒煎服效佳。

（2）川芎、沙参各 10 克，蔓荆子、细辛各 6 克，加黄酒水煎服。

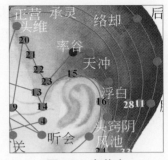

**图 10　率谷穴**

---

二　脱　发

脱发是指头发的脱落超过正常数量。每日均匀落发、断发 10～30 根，可属正常。一种是一夜之间成片掉光，俗称"鬼剃头"，现代医学称"斑秃"，中医称"油风"。一种是头发慢慢稀落，多见于中年男性，头皮油腻多屑而刺痒，前额及头顶头发稀疏变细，俗称"谢顶"，现代医学叫"脂溢性脱发"，此型脱发有遗传性。除以上之外，还有病后产后脱发、全秃、普秃等。

**脱发在手掌的表现如下**

● 脑线末端有不规则的大岛纹，提示脱发信号（见脱发掌纹图）。

**脱发中医治疗**

现简单介绍两种治疗办法，笔者临床屡用屡效。

1. **外用** 芫花、甘遂、毛姜各等量，用粮食酿制的红色食醋泡药两天后，即可用醋药水外搽，每日 2～4 次，无论何种脱发，均可在 7～18 天长出新发。注意，芫花、甘遂均为毒性较大的中药，千万不要误食。

2. **内服** ①对头油多、有焦气味的以顶部为中心脱发者，刘渡舟教授用三黄汤（黄连、黄柏、黄芩）加减治之，笔者临床用之也频频获效。②当归饮子汤（《证治准绳》）。黄芪、防风、

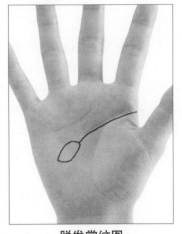

**脱发掌纹图**

刺蒺藜、何首乌、川芎、当归、白芍、地黄、荆芥、甘草。加减：当归饮子汤去荆芥、防风、甘草、黄芪，加女贞子、旱莲草、白茯苓、枸杞子、菟丝子、侧柏叶。水煎服。

---

三　眩　晕

眩晕是指目眩与头晕的总称。眩晕之状，头昏眼花，如坐舟车，不能站立。

常伴恶心、呕吐、汗出甚或昏倒等症状。眩晕为临床常见病证，多见于中老年人，也可发于青年人。外感或内伤疾病的过程中，都可能出现这个症状，但外感多是一时性的，内伤引起眩晕比较缠绵。眩晕属于虚者居多，故张景岳说："无虚不作眩，当以治虚为主。"其实临床上所能够引起眩晕的病因很多，《济生方》云："六淫外感，七情内伤，皆能导致。"朱丹溪立"无痰不作眩"。颈椎病也可致眩。

**眩晕在手掌的表现如下**

1. 手掌三大主线均浅，并弯曲，提示血压偏低，易发生眩晕（见图1）。
2. 脑线中央有一光滑大岛纹，提示眩晕信号（见图2）。

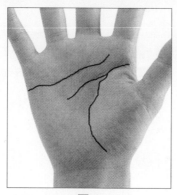

图1

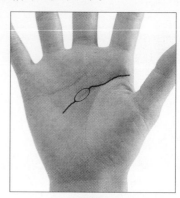

图2

3. 脑线于中指或无名指下有一边沿不规则大岛纹，提示眩晕信号（见图3）。

旁征：①十指指甲苍白，提示贫血、眩晕。②口周一圈有一条白线，提示贫血、眩晕。翻开下眼睑结膜苍白，提示贫血。

**眩晕中医治疗**

眩晕是由于风、火、痰、瘀、虚引起的清窍失养。临床上以头晕眼花为主症的一类病证称为眩晕。本科教材《中医内科学》将其大致分为六类医治。

**1. 气血亏虚型**

临床表现：头晕目眩，运动加重，遇劳即犯，神疲乏力，面色白，心悸不眠。

组方：归脾汤（《济生方》）。

加减：气虚自汗时加防风、浮小麦，重用黄芪。气虚湿盛泄泻便溏者加泽泻、薏苡仁，炒当归。

若中气不足，眩晕气短乏力，便溏下坠者改配补中益气汤升清降浊。

若怕冷肢寒，腹中隐痛者加桂枝、干姜。

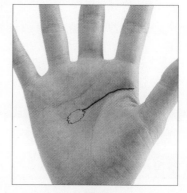

图3

若心悸难眠者加柏子仁、夜交藤。

若血虚严重、面色白而无光泽者加熟地黄、阿胶、胎盘粉适量（冲服）。

若由颈椎病引起的眩晕者加葛根。

## 2. 痰浊上蒙型

临床表现：头重如蒙，视物旋转、胸闷作恶、呕吐痰涎。

治法：健脾和胃，燥湿祛痰。

组方：半夏白术天麻汤（《医学心悟》）。

加减：若耳鸣重听者加葱白、郁金、石菖蒲。

若肢体沉重，舌苔腻者加佩兰、藿香。

若呕吐频发者加竹茹、代赭石。

若腹胀、纳呆、脘闷者加白豆蔻、砂仁。

若头眩胀痛、心烦心悸、口苦、苔黄腻者，属痰火上犯，宜用温胆汤加黄连、黄芩、栀子。

## 3. 肝肾阴虚型

临床表现：眩晕久发不已，视力减退，双目涩干，少眠健忘，心烦口干，耳鸣乏力，腰酸膝软。

治法：滋补肝肾、养阴填精。

组方：左归丸（《景岳全书》）。

加减：若少眠健忘者加葛根。现代药理研究证明葛根能抗癌、改善学习记忆功能。

若阴虚内热致五心烦热、舌红者加知母、丹皮、黄柏、炙鳖甲。

若心肾不交的失眠多梦者加阿胶、酸枣仁、柏子仁。

若肺肾阴虚者加沙参、麦冬、玉竹。

## 4. 瘀血阻窍型

临床表现：眩晕头痛，健忘失眠，心悸，精神不振，耳聋耳鸣，面唇紫暗，舌有瘀斑点。

治法：通窍活络，祛瘀生新。

组方：通窍活血汤（《医林改错》）。

加减：若神疲乏力、少气懒言自汗者加黄芪（重用）。

若畏寒肢冷者加桂枝、附子。

若遇风而发，天气变化加重者加防风、白芷、天麻、川芎（重用）。

## 5. 肝火上炎型

临床表现：头晕兼痛、目赤口苦，胸胁胀痛，易怒烦躁，失眠多梦。

治法：清肝火，利湿热。

组方：龙胆泻肝汤（《医宗金鉴》）。

加减：若心躁失眠者加磁石、珍珠母、琥珀。

若肝火化风，肢体麻木、震颤，欲中风者加全蝎、地龙、蜈蚣、僵蚕。

### 6. 风阳上扰型

临床表现：耳鸣眩晕，遇劳动怒头涨痛加重，肢麻震颤，失眠多梦，面潮红，腰膝酸软。

治法：平肝潜阳，滋补肝肾。

组方：天麻钩藤饮（《杂病证治新义》）。

加减：若舌红苔少，脉弦细数明显者选加生地、麦冬、玄参、白芍、首乌。

若肝火亢盛，眩晕、头痛较甚，耳鸣，耳聋突发，目赤，口苦，舌红黄燥者加龙胆草、丹皮、菊花、夏枯草。

若大便干燥者加大黄、芒硝。

若眩晕严重，呕恶，手足麻木或震颤者加生牡蛎、生龙骨、珍珠母。

---

### 四　近　视

近视是指以视近物正常，视远物模糊不清为特征的眼病。属祖国医学中的"能近怯远症"，"近觑"范畴。本病多由先天遗传或阅读写字时姿势不正确，长期光线昏暗，用眼过度致使眼球晶体异常，视力下降所致。近视分为轴性近视、屈光性近视、假性近视、指数性近视等。其中以300度以下者称轻度近视，600度以下者称为中度近视，600度以上者称为高度近视。

近视在手掌的表现如下

1. 有几条短而弱的太阳线；无名指下感情线上有一个小岛纹符号；脑线中央处有一个小眼岛纹，以上均提示近视或视神经障碍信号（见图1）。

2. 太阳线上有一个小岛纹符号，提示近视信号（见图2）。无名指下，感情线上有一个横"8"字纹符号，提示高度近视信号（见图2）。

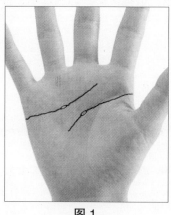
图1

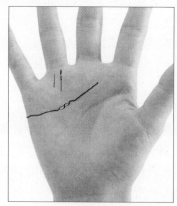
图2

旁征：颈部动脉有异常搏动，提示患急性眼疾信号，应积极去医院检查防治。

## 五 脑出血

脑出血也叫脑溢血，是脑实质性内出血，为血管破裂而血液溢出，是一种突发性险及生命之危病。属中医学"中风"范畴。多见于有高血压、高血脂、糖尿病和动脉硬化等病史的中老年人，也可见于脑血管畸形的青少年，寒冷季节发病较多，每年 1～2 月份为高发期。突然情绪波动、过度疲劳、大便干燥、饮酒等均会引发脑出血。学会观察手诊法，对患者可起到像天气预报一样有治未病（将要发生）之目的。

脑出血在手掌的表现如下

1. 本能线短而末端开叉纹，提示家族性脑出血病史，若双手均有此纹，临床价值更大（见图1）。

2. 脑线平直而行，食指下木星丘（巽位）独照高大，提示进入中年易患脑出血（见图2）。脑线忽粗忽细或脑线有长的中断空间，提示此人进入 50 岁以后应提防脑出血。要长期保持大便通畅，忌大便干燥之诱因。高血压患者双掌突然间变成茶红色，应警惕脑出血发生。

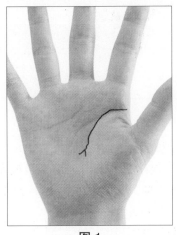

图1

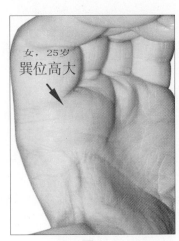

女，25岁
巽位高大

图2

3. 有标准的通贯掌，掌根面有几条忽粗忽细的放纵线，提示易突发脑出血（见图3）。

4. 太阳线有明显的干扰线呈大十字纹，提示脑出血信号（见图4）。

5. 本能线末端中断，为脑中风先兆（图5）。这类中风多导致半身不遂。

6. 双手掌短时间呈红色，并频频打哈欠，耳内有一阵风吹样耳鸣明显者。

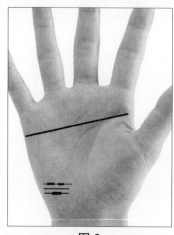

图 3

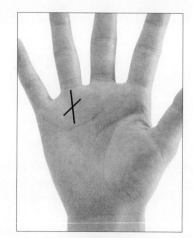

图 4

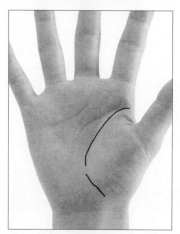

图 5

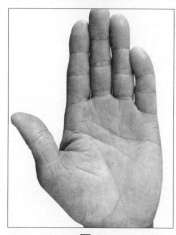

图 6

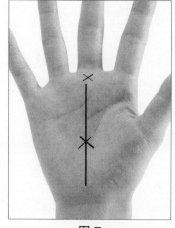

图 7

提示心肌梗死及脑卒中信号（图6）。

7. 玉柱线顶端有十字纹，示易患脑血管病，提示晚年中风可能。玉柱线中部有十字纹，提示在此年龄区有患大病可能（图7）。

旁征：①自然闭口时，若双唇合成一个包形状，提示脑出血信号。②耳垂有明显的垂竖皱，提示脑血管病信号。③双目黑睛内斜视者，警惕脑出血信号。④先天性双目大小、形状、单双眼皮各不一；同时，在微笑时口角两旁笑纹（鼻隧纹）深浅长短不一，提示进入老年易患突发性脑出血。这种遗传男性高于女性。有资料报道，原美国总统里根是通贯掌，而且患有肠癌、皮肤癌和老年痴呆症，但他活到近96岁高龄。《黄帝内经》说：人的寿命长短决定什么？决定于是否保护自己，是否讲究卫生之道。

### 脑出血诊断标准

1. 常在活动或情绪激动时发病。

2. 脑出血一般均发生于冬季。

3. 头痛、呕吐和血压升高较显著。

4. 脑出血进展迅速，意识障碍逐渐加深，并有基底节、内囊、丘脑、脑干、小脑及脑叶等出血好发部位的局灶症状和体征。如脑枕叶出血可使对侧目偏盲，同侧眼眶骨钝痛。

5. 多有高血压、糖尿病史。

6. 脑脊液中多含血。

7. CT检查可发现出血灶及周围脑质变化和占位表现。

判定：具备第1~4项可诊断，兼有第5项或第6项可确诊。

凡诊断出脑出血后的患者都应保证卧床休息，一般不少于3~4周，应住院治疗。

### 脑出血简方治疗

1. **用药** 可选三七粉或水蛭粉3克冲服。三七长到3~7年时药力最强。药理实验证明：三七含有多种皂苷、铁质、钙质、蛋白质和糖类，具有缩短凝血时间，增加血小板的作用，能像漆一样把伤口粘起来，故又叫山漆。三七既能止血又能活血，防止脑再次出血，又能促进血肿吸收。

2. **验方** 河北医科大学杨牧祥教授强调治疗脑血管病时，水蛭生用，每日用量6~10克。邹学喜教授说水蛭活血不伤正，化瘀不敛邪。

虽说脉外之血属瘀血，但出血早期，忌用活血化瘀之药，以免病情加重。请注意：用以上简方需在医生指导下。

3. **预防护理**

①戒烟酒。②避免过度劳累（尤其是脑力劳动者）。③保持心情愉快，避免情绪激动、动怒。④有脑出血倾向之人，建议冬季应戴帽子保护头部。

### 六　脑肿瘤

脑瘤，是为颅内的新生物。最常见的是神经胶质瘤，起源于神经胶质组织，还有脑垂体瘤、颅咽管肿瘤、脑干肿瘤、颅内脑膜瘤等。良性脑瘤，由于生长缓慢，脑组织常能够调节自己以适应肿瘤的存在，长到较大体积才引起症状，常发生在30~50岁女性。属中医"头痛"、"脑疽"、"虚劳"等范畴。其病因病机为风寒湿热诸邪，郁而不解，或久病入络，致血瘀痰结积聚于脑，结而成

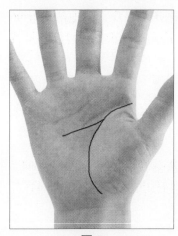

图 1

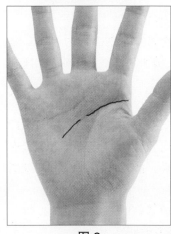

图 2

瘤。大怒、极度悲伤、意外创伤、习惯冷水洗头也是脑瘤发病的主要原因之一。早期无明显症状，偶有头痛、视力减退，易延误病情。征兆是不明原因的间歇性头痛、头晕、头沉闷、发胀、呕吐等，这些症状多发于早晨。

**脑瘤在手掌的表现如下**

1. 脑线从本能线中指下方生出，平直，提示有患脑瘤倾向（见图 1）。

2. 双手脑线在中指下方短时间内中断，提示其他恶变病转移脑部或有患脑瘤倾向（见图 2）。

3. 脑线呈链状或特短，提示头痛或有脑瘤倾向（见图 3）。

4. 脑线起点与感情线末端相承接贯桥线，提示有患脑瘤倾向（见图 4）。

旁征：1. 双鼻孔口无名原因瘙痒难忍，提示脑瘤或脑梗死信号。而鼻孔口缘发红不痒，提示肠道有疾。

2. 双目瞳孔变为黄色，提示视网膜细胞瘤信号。若 7～10 岁儿童有此变异，提示有遗传性，应高度警惕。

3. 单目突出 50% 系由颅内疾患引起，其最常见的是脑肿瘤。

4. 十指短而粗，手掌突然间变宽增厚，双

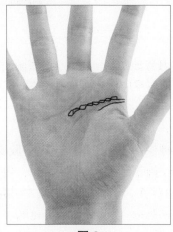

图 3

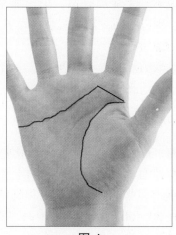

图 4

颧、下颌骨、前额骨也凸起，提示此人有脑垂体肿瘤信号。

5. 眼后部有跳痛，手指压迫眼球时头痛加重，提示脑瘤信号。

6. 眉毛两侧脱落，提示脑垂体前叶坏死、脑肿瘤。

7. 早晨起床时及夜间头痛加重，咳嗽、喷嚏或大便用力时头痛加重，提示脑肿瘤信号。

8. 站立时头痛减轻，睡下时头痛加重。反复多次呕吐，急速消瘦，一侧手足有麻痹或抽筋感，常耳鸣，突然间口语不清，均提示脑瘤信号。

9. 长期饮茶水或咖啡，可以预防脑肿瘤，特别是脑胶质瘤。因绿茶内含茶多酚，能抗癌、抗氧化，消除血液杂质，软化血管，能增加血管的弹性，饮茶时滴几滴食醋，效果会更好。

## 七　鼻咽炎（癌）

鼻窦炎、过敏性鼻炎属中医鼻渊，多由风寒伏郁化热，或胆经之热上升，熏蒸清窍所致；也可由肺气虚寒，升降失调浊气不得下降，并于空窍而成。慢性咽炎属中医喉痹，由肾水不足，水不制火，相火上炎，消烁肺金，熏燎咽喉所致。并常因过嗜烟酒酸辣刺激之品，或多语高叫，诵读太急；或过度疲劳等而诱发。鼻咽癌在我国多见，在广东、云南、浙江等地发病率占恶性肿瘤之首位。本病多发于 40 ~ 60 岁男性患者。

**鼻咽炎（癌）在手掌的表现如下**

1. 感情线末端走流到食、中二指缝下，末端又呈鱼刺状或羽毛状（见图1）。

2. 食、中二指缝掌面出现方形纹及异样符号（见图2）。

3. 十指甲甲面干燥，甲内有点状黑色素斑点（见图3），提示鼻或咽位恶变病信号。大拇指指甲根面上有红色斑块，提示慢性咽喉炎急性发作。掌面中指

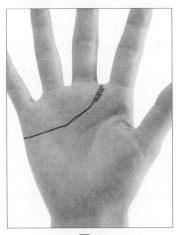

图 1

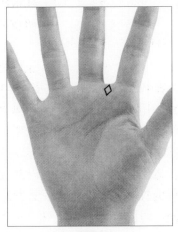

图 2

根位呈紫色，并有压痛，提示急性咽炎。

4. 双手感情线末端均有方形纹符号作终结，并且方形符号像主线一样粗而明显（见图4）。右手拇指甲中央有黑色斑块，提示鼻癌信号。

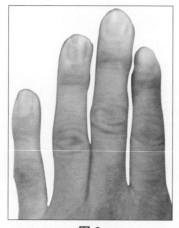

图3

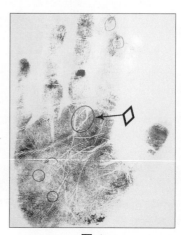

图4

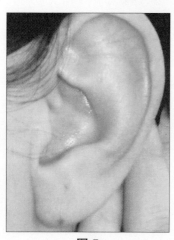

图5

旁征：双耳垂突然间自然发红色，提示扁桃体发炎；若耳垂有黑点出现，提示咽部有恶变病信号（见图5）。每天早晨起床后第一口痰带血，颜面有蚁行感觉。一侧头痛耳鸣，或者颈部有肿物出现，常常无原因而牙痛，警惕鼻癌早期信号。

鼻咽炎（癌）中医治疗

南京中医药大学干祖望教授寄迹医林60多个春秋，笔者采取"拿来主义"，用干氏经验临床取得治疗耳鼻喉科疾病疗效。现将其治疗特色绝招简抄录之，推荐给读者及同道。

**1. 脾胃学说治疗慢性咽炎** 凭半部《脾胃论》把不治之症的慢性咽炎疗效提高到治愈率达89%，有效率达98%。这一绝招在全国已有广泛的影响。

诸窍为用，责于脾土，是说脾胃得健，水谷精微充旺，诸窍得以濡养而健用。痰浊蒙窍，也必赖于脾胃健旺方能驱逐。清阳不升，诸窍失濡，非脾胃健运而不能上承濡之。所以干师善以参苓白术散、四君子汤、异功散、补中益气汤等方药运用于耳鼻喉疾病，以调整脾胃健运功能，而使诸窍病除。同时善取不伤脾胃的甘寒药，如生地、玄参、金银花、石膏、白茅根、天花粉之类，不用苦寒药，以防败胃，即使对一些危重病证或必用苦寒之品者，也多伴配以白术、茯苓、大枣、麦芽之品，以护脾胃。

2. **取之以理** 如涕液、汗液、尿液等均为人的体液，然而缩泉丸能治多尿症，何不用于多清涕症！"喉咽干燥，病在脾土"，"阳气不升，伏留化火"。这一古训被干师用来解释慢性咽炎之咽部烧灼感与口干的病机，并用培土生津，升清润喉之法，推出了"七窍以脾为本"的观点。

3. **待之以严** 干师倡导的"声带属肝"理论，其理由是声带在形态上色白坚韧如筋膜，而"肝主身之筋膜"。再则"肝主调节"，调节人体一身之气机，从而也可调节喉气，使之发音高低有度；调节人体血液，同样声带得血而能运动。若肝之失调，声带失养，运动失利，则致暗病。

4. **以整体观点为骨架** 其一是人机体内部的统一性，其二是人体与外界周围环境的统一性。

如果在临证时不注意四时气候的变化而择药，也就等于失去了中医的骨架。比如，咽喉干燥，若是夏季湿重，湿浊困遏脾胃，不能运化津液上濡咽喉所致，而盲于养阴润喉，事必适得其反。

5. **发扬中医特色，提高辨证能力** 声带充血鲜红者，治以宣肺散热凉血；声带暗红者，治以活血化瘀；声带肥厚，息肉从活血破瘀入手，佐以化痰；声带小结治以化痰散结为主，佐以活瘀，声带闭合不全，麻痹者多宜补中益气或益肾纳气；喉癌必须与西医放疗、化疗或手术等综合性的治疗措施相结合。

6. **经验药，引经药** 射干作用于喉部，以喉部的红肿及水肿为佳。马勃作用于咽部，以咽部的红肿及水肿为好。挂金灯为治疗急慢性扁桃体炎的要药，其次为山豆根。

治疗咽喉病者，常以桔梗、马勃作为引经之品。治疗鼻病者，以辛夷、白芷。口腔病者以升麻、藿香。耳病者以苦丁茶、柴胡、夏枯草。

7. **诸法难润喉，化瘀愈咽干** 咽喉奇干，过去已用遍诸法，未能获效，因此，开辟新径，取活血化瘀一法，意在血液瘀滞，不能载精气运行布散所然，"瘀能致燥"，正合乎《血证论》中的"血渴"。

## 八 中耳炎、耳鸣

中耳炎是指中耳鼓室黏膜的各种急、慢性炎症性疾病。本病常因各种致病敏感细菌或病毒经各种途径侵入中耳所致。常于患上呼吸道感染等疾病时引发，也有因游泳、洗澡时，脏水入耳而引起。儿童最易常见。

耳聋，是指耳的听觉失聪，不能听到外界声响而言。轻者，听而不真，称为重听；重者，不闻外声，则为全聋。

耳鸣，是指耳内有鸣响，如闻蝉声或如潮水声。清代医家许克昌在《外科证治全书》中说，"耳鸣者，耳中有声，或若蝉鸣，或若钟鸣，或若火然，或若流水声，或若簸米声，或睡着如打战鼓，如风入耳。皆因肾元亏损，肝木疏泄，阴气升至上窍，窍隔一膜，不能越出窍外，止于窍中，汩汩有声。"

中耳炎、耳鸣在手掌的表现如下

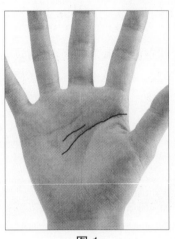

图 1

1. 脑线末端上方有一条短平行线迹出，提示耳鸣信号（见图1）。

2. 小指下感情线上有一小岛纹，提示耳鸣信号（见图2）。

3. 若小指下感情线上有一长小岛纹，提示慢性中耳炎或中耳炎史（见图3）。

**耳疾诊断要点**

1. 若近期耳内有嗡嗡声，多为中耳炎之初症状所致。

2. 若有叩击性耳鸣，多为高血压所致。

3. 耳部闷胀不适，耳内疼痛，听力下降，为中耳炎病初。

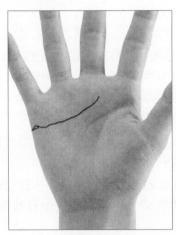

图 2

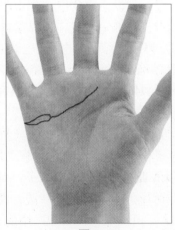

图 3

4. 耳内有脓渗出，为急性中耳炎，常伴有畏寒、发热、头痛等全身不适症状。

5. 若一侧或双侧耳鸣如刮风，并有耳闭胀闷感，伴鼻塞、涕多、头痛、发热，为风热袭肺耳鸣。

6. 耳鸣对外嘈杂之音无烦感，伴健忘，为肾虚耳鸣。若耳鸣时对外噪音有厌烦感，为肝火耳鸣。肝火耳鸣声如钟或如风雷声，或如潮水声，伴耳胀痛。

7. 耳鸣如蝉叫，时轻时重，偶伴眩晕，目燥，为肝血不足引起耳鸣。

8. 劳累过度耳鸣加重，饭后腹胀，纳差，为脾胃虚弱引起耳鸣耳聋。

9. 双耳突然轰鸣，听音不清，耳闭如塞，头昏而重，多为痰火引起耳聋耳鸣。

10. 动怒、情绪激动后耳鸣耳聋，突然发作，胸部胀满，为肝火上犯致气滞血瘀引起。

中耳炎、耳鸣中医治疗

**1. 针刺听宫穴（见图4）** 可治耳鸣。

**2. 鸣天鼓** 耳鸣时，双手掌紧捂耳片刻，猛然放开，耳鸣即可消失。

**3. 中成药** 六味地黄丸或六味地黄丸加磁石、肉桂治肾虚耳鸣耳聋有效。突发性肝火引起耳聋，胀痛，中成药龙胆泻肝丸有效。

**4. 治链霉素中毒耳聋方** 骨碎补适量研末，每日3次，每次2～3克，温开水冲服，15天为一疗程。

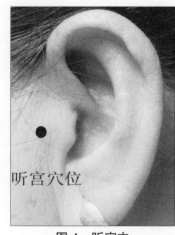

图4　听宫穴

**5. 患中耳炎时，常规清洗耳道** 用消痔灵注射液2毫升滴耳内，每日2次，连用8天即可。

**6. 耳鸣、中耳炎敲打法** 患者头向下垂弯，用手指背敲打颈部和肩部交界处最高出的椎骨处，效果较好。

## 九　脑动脉硬化

动脉硬化是动脉的一种非炎症性、退行性和增生性的病变，导致动脉管壁增厚变硬，失去弹性，管腔变小。脑动脉硬化是在全身动脉硬化的基础上，使脑动脉发生弥漫性的粥样硬化，管腔狭窄，小血管闭塞，从而使脑实质的供血量减少，出现神经细胞功能障碍，而引起一系列神经和精神症状。有资料报道，大约90%以上的老年人都有程度不同的脑动脉硬化，但并非都表现脑动脉硬化症。属中医学的"中风"、"痫症"、"眩晕"等范畴。脑动脉硬化与年龄、身体素质、饮食习惯、环境及遗传等都有一定的关系。

本病发病年龄多在45岁以上、65岁以下者，男性多于女性，女性患者多发生在绝经期后。发病缓慢而病程长，常常伴有冠状动脉、主动脉及肢动脉和肾动脉的粥样硬化。若精神长期紧张、过度疲劳、酗酒以及糖尿病可促使提前发病。

脑动脉硬化症在手掌的表现如下

1. 大拇指根纹路变成僵直，此位并有血管浮露（见图1），提示脑动脉硬化信号。老年人头发几乎全白，而颜面呈"红富士"状，大拇指根纹理呈笔直，双掌又有血色脂肪丘大小不等数朵（见图1），提示脑动脉硬化症。

2. 甲诊：一手拇指甲面若出现一条引人注目不凸起的纵黑线纹，宽约1～3毫米，提示甘油三酯高、血稠、脑动脉硬化信号（见图2）。

3. 十指指甲白色月眉呈晦暗色，提示脑动脉硬化先兆。一段时间内写字时，

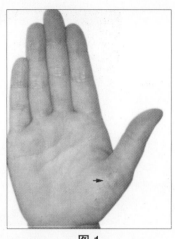

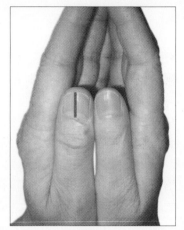

| 图 1 | 图 2 |

手指有轻微哆嗦，提示应预防动脉硬化症发生。临床验证用铅笔在手掌心处随便划几下，若患者下颏骨处有颤动感，提示脑动脉硬化。鼻子突然间发硬，提示脑动脉硬化信号，胆固醇偏高，心脏脂肪积累太多。双目白睛上经常有出血斑点，提示脑动脉硬化信号，因为目白睛毛细血管易脆所致。

### 脑动脉硬化中医治疗

#### 1. 益气活血

方药：脑血疏通口服液（黄芪、水蛭、牛膝、川芎、丹皮、石菖蒲、生大黄）。

用法：每次 20 毫升，每日 2～3 次，60 天为一疗程。

#### 2. 补肾活血（《神经病中医新疗法》）

方药：首乌延寿汤（何首乌、枸杞子、党参、丹参、川芎、当归、远志、五味子、陈皮）。

用法：每日 1 剂，水煎服，分早晚 2 次服用。

#### 3. 中成药　镇脑宁胶囊。按医嘱或说明服用。

#### 4. 食疗验方　粮食红醋 500 克，鸡蛋 3～5 枚，鸡蛋放入缸中，倒入醋浸泡两天后，待醋自动软化了蛋皮，用筷子搅拌成糊状，夏季存入冰箱或放入凉水桶中。每日内服两三小勺即可。此方不但对脑动脉硬化效果理想，而且笔者临床外用于真菌手癣效果也好。

## ✚　颈椎病

颈椎病又称脊椎病或颈椎综合征。是因颈部活动频繁，积年劳损，导致颈椎骨质增生、颈项韧带钙化、颈椎间盘萎缩退化等改变，使颈部血管神经脊髓受到压迫或刺激所表现的一组症候群。此病多见 40 岁以上中年人，以伏案工作者多见，好发于颈椎 5、6，其次为 6、7 与 4、5 之间的椎间盘。属中医学"痹证"范畴。其主要临床症状是头、颈活动受限，有时肩、背以上及上肢有重感、麻木感，严重者有肩痛难忍现象，严重影响人们的身心健康。所以说：颈项是人身之栋，是营养物质上达脑部的交通主道，也是心脏向头部供血的必经之要枢。故，医界有"病从颈生，治病从颈"、"颈为百病之根"之说。可见，颈椎病对一个人的生命健康危害极大。

**颈椎病在手掌的表现如下**

1. 手掌脑线近末端处生出一条走向坤位方向的孤行支线（见图1），提示颈椎病信号。

2. 无名指下感情线上有几条长的太阳线（见图2），提示有颈椎增生症。

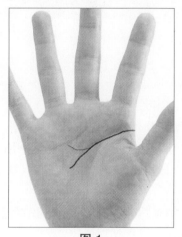

图1

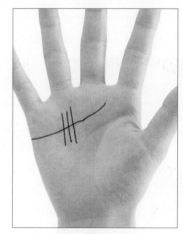

图2

3. 食指指甲面有凸起明显的纵横交织的格子纹，提示颈椎增生较重（见图3）。

4. 医者用圆木或钢笔身在患者双手背中指根位分别向手腕中部用力均匀轻刮，中指下手背处有不平感，提示颈椎有增生，哪个部位有不平感，提示对应人体脊椎部位有增生症（见图4）。

5. 患者自然站立，双手自然向前平举，五指并拢，若双手有颤动，提示颈椎病较重。

旁征：耳朵的颈椎对应处有小米粒大小的硬结，提示颈椎有增生

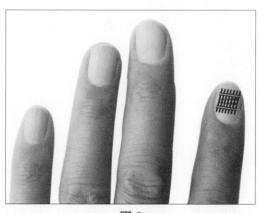

图3

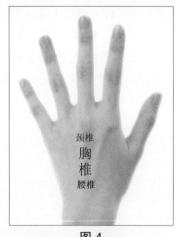

颈椎
胸椎
腰椎

图 4

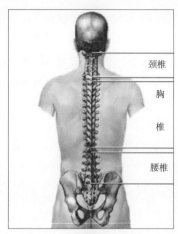

颈椎

胸

椎

腰椎

图 5

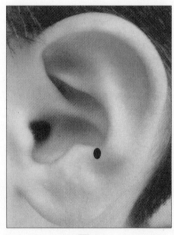

图 6

（见图 6）。

**颈椎病中医治疗**

**1. 牵引**　牵引对颈椎病有效。

**2. 自我牵引**　方法是患者十指自然交叉放在脑枕部位，将头向后仰，双手逐渐用力向头顶方向持续 10 分钟左右。反复 3～4 次自拔牵引。

另外，每晚睡时颈后枕一卷自我感觉大小适度的卫生纸，即可达到理想效果。

**3. 验方治疗颈椎病**　当归 15 克，红花 10 克，葛根 30 克，威灵仙 20 克，钩藤、鸡血藤各 30 克，三七粉 3 克（冲服），每日 1 剂，水煎服，每日 2 次分服。

**4. 预防**　①低头伏案工作不宜时间过长。②忌"高枕无忧"之高枕头。

## 十一　甲状腺功能亢进

甲状腺功能亢进症简称甲亢。是临床较常见的内分泌代谢性疾病，是因自身免疫反应等因素致使甲状腺泡细胞分泌过多的相应激素而引起的。本病多见于 20～45 岁的中青年女性，男女患病比例约为 1∶4～6。临床以情绪易激动、心悸多汗、易饥多食、消瘦、手颤、甲状腺肿大、眼球突出为特征。本病起病缓慢，多数伴发于甲状腺肿，少数诱发于强烈的精神刺激。

甲亢亦属祖国医学中"瘿病"范畴，情志失调、饮食失宜或卒感外邪等均可引起气郁痰结、气滞血瘀及肝郁化火伤阴等病理变化而导致本病。

甲状腺功能亢进在手掌的表现如下

1. 过敏线金星环中央有一小岛纹；双手大拇指第二指节掌面鼓大，均提示甲亢信号（见图1）。

2. 患者自然站立，双手向前平伸，五指自然张开，若手指微微发抖，即是甲状腺功能亢进症之表现。若五指并拢自然发抖，提示颈椎病信号。

3. 让患者看自己鼻尖时，患者上眼皮无下动，提示甲亢信号。

4. 用钢笔顶端压大拇指指节掌面第二节甲状腺反射区时（见图2），有疼痛感，提示甲亢信号。

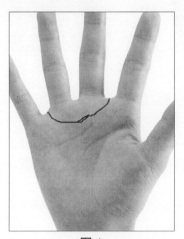

图1

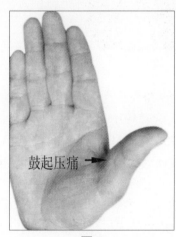

鼓起压痛

图2

## 十二　失眠（多梦、神经衰弱）

失眠是指经常性的睡眠减少而言。轻者入睡困难，或寐而易醒，时寐时醒，或醒后不能再睡，连续3周以上，严重者可彻夜难眠。但因睡前饮浓茶、咖啡、可口可乐等有兴奋性饮料，或因大喜大悲、疼痛、瘙痒等影响短时间不能入睡者不属"失眠"病态。

多梦是指睡眠中出现梦幻纷纭的症状。若"日有所思夜有所梦"之事，不属多梦。若第二天早晨记不清楚梦的内容，也不属多梦。若几乎夜夜做梦，第二天早晨又把梦记得清清楚楚，影响工作，精神欠佳，属多梦。

现代医学中的神经衰弱、神经官能症以及某些精神方面障碍、更年期综合征等有此表现时，可参考失眠辨证施治。

失眠在手掌的表现如下

1. 脑线过浅，提示记忆力减退（差），易患神经衰弱（见图1）。十指掌面指节纹均为光滑一道，提示此人大脑易疲劳，注意力不易集中（见图1）。

2. 脑线断续状，提示失眠、头痛、大脑易疲劳（见图2）。

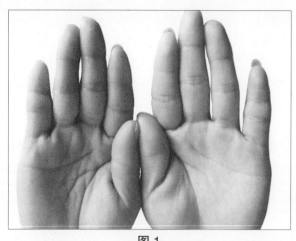

图1

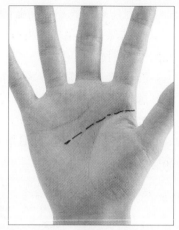

图2

心理学研究认为：小学生有意注意的稳定性最长一般不超过20分钟，超过20分钟大脑就易开小差。

3. 脑线过度附着本能线下垂而行，提示易患胃病，承受挫折能力差，易患失眠、神经衰弱（见图3）。脑线延伸至月丘，线末端并有杂乱干扰线，提示易患失眠神经衰弱（见图3）。

4. 脑线末端有三角纹，提示脱发、神经衰弱信号（见图4）。脑线从本能线起点下方生出，提示易患神经衰弱（见图4）。

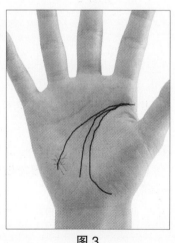

图3

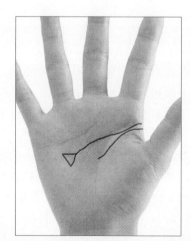

图4

5. 感情线末端下弯走至本能线并与之相交，无名指指根丘有杂乱纹，均提示神经衰弱（见图5）。儿童有放纵线，提示多梦。间断多层金星环，提示神经衰弱信号（见图5）。

旁征：①舌尖舌边有锯齿印状，提示失眠、多梦。②两眉间有"川"字纹者，提示神经衰弱。

**失眠、神经衰弱中医治疗**

**1. 刮痧**　传统刮痧疗法治失眠、神经衰弱效果好。

**2. 失眠效方**（《来春茂医镜》）

处方：百合、紫丹参各 30 克，茯神、麦冬、石莲子、白芍、柏子仁各 15 克，五味子、夏枯草各 9 克，黄连、肉桂各 3 克。水煎服。

**3. 验方**　黄精 30～40 克，酸枣仁 15 克，半夏 10 克，鸡血藤 30 克。水煎服，治单纯失眠效果佳。

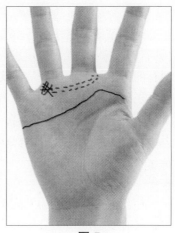

图 5

**4. 治顽固性失眠方**　生黄芪 60 克，赤芍、当归、合欢皮、丹皮、茯苓、桃仁、川芎、地龙各 9 克，红花 6 克，鸡血藤 30 克。水煎服。每日晚 1 剂。

**5. 采阴气**　失眠之人多去爬森林茂盛的山，自然会睡眠香，其理是多采大自然的阴气也。因为阴气盛了人就睡着了，阳气盛后人就醒来了。《内经》曰："阳气尽，阴气盛则目瞑，阴气尽阳气盛则寤矣。"

# 第二部分　胸　部

## 一　肩关节周围炎

　　肩关节周围炎是肩关节囊和周围软组织退行性变所引起的一种炎性反应。以肩部疼痛、夜间为甚，肩关节功能活动障碍为主要特征。好发年龄在 50 岁左右，故又称"五十肩"。女性发病率高于男性，右肩多于左肩，体力劳动者多发，病变呈慢性过程。多因睡眠时肩部受凉而引起，少数因外伤而诱发。早期多为单侧或偶见双侧肩部酸痛，或窜痛至背部，得温痛减，遇寒痛增。逐渐疼痛加剧，肩关节活动严重受限。后期病变组织产生粘连，疼痛虽有减轻，但功能障碍加重，出现典型的"扛肩"现象，严重影响患者的工作和正常生活。本病病程较长，少则数月，多则可达 1～2 年。肩周炎可以自愈，但病程较长，早期治病可以缩短疾病周期。

肩周炎在手掌的表现如下

● 手掌脑线中央有三两条竖的干扰线干扰（见肩周炎掌纹图），提示肩周炎信号。笔者常遇到有的医生把颈椎病按肩周炎误治。这两者关键性区别是：医者用拇指在患者颈后肩背部痛点使压，若压时疼痛减轻或有舒服感，提示患肩周炎。若疼痛加重，提示颈椎病。

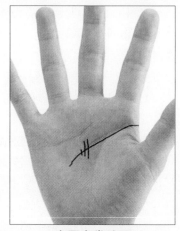

肩周炎掌纹图

## 二 食管炎（癌）

在我国，食管癌的发病率占消化道癌的第二位，具有明显的地域分布和家族聚集现象，多发于 40 岁以上的男性，食管癌分为上段癌、中段癌和下段癌。属中医学"膈中"、"噎膈"病的范畴。《医门法律》曰："过饮滚酒（食物），多成膈症，人皆知之。"《古今医镜》曰："食下有碍，觉屈曲，而下微作痛。"《医学摘粹》讲"面微黑黄，视其寿带纹短，若缠绕口角，亦非蓄血，即相家所谓：腾蛇入口，主饿死。更视其人有饥饿消瘦之容，询问必是噎膈病。"聪明独机先，蠢顽皆事后。若临床发现有食管病变手诊信号，应及时提示患者高度警惕，积极预防。

食管癌在手掌的表现如下

● 中指下有明显的方形纹符号叩住感情线（见图 1），且靠方形纹巽位方向有数条短干扰线，或方形纹符号处黑褐色，提示食管癌信号。双手有此纹临床价值更大。食管炎患者一般方形纹符号较浅而不明显。左手中指指甲同皮分离，皮囊部位有明显的皱纹或肿胀、萎缩，提示食管癌信号。右手食指指甲有条状血色样符号，提示正患食管炎。若血色符号变成点状色素沉着，提示食管患恶变病信号。自觉症状：吞咽粗硬食物时哽噎感尤为明显。咽食时常常有不适畅感，胸隐痛。食酒或醋时，咽部有干燥和紧缩刺激感。

旁征：鼻两旁笑纹末端走流入左右口角，或有走流口角倾向，均提示食管恶病变信号（见图 2）。

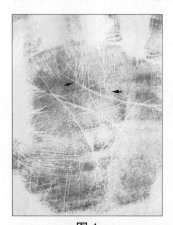

图 1

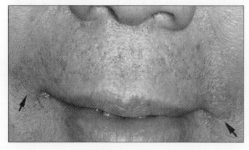

图 2

食管炎（癌）中医治疗

**1. 食管炎验方**　白及、白芍、威灵仙、甘草各等量研极细末，同三七粉适量拌匀，每日 2 ~ 3 次，每次 3 ~ 5 克，温开水冲化缓缓吞服，效果佳。30 天为一疗程。

**2. 通膈利噎散（《朱良春用药经验集》）**　水蛭 10 克，炙全蝎、蜈蚣各 20 克，僵蚕、露蜂房各 30 克，共研细末，每次服 4 克，每日 3 次。治中晚期食管癌，可以缓解症状，延长生命。

**3. 食疗方**　鲜马齿苋每日当菜食用，对食管癌有效。

**4. 中成药**　六味地黄丸可抑制食管上皮癌细胞增生，长期少量内服。

**5. 预防**　忌烟酒、过热食物。

**三　肺结核**

肺结核属于传染病，是由于肺感染了结核菌而导致的。中医认为，由于正气虚弱，侵蚀肺脏所致。以咳嗽、咯血、潮热、盗汗及身体慢慢消瘦等为主要临床症状。患上该病必须尽快由医院确诊并治疗。

肺结核在手掌的表现如下

1. 本能线起端靠大拇指皮下用手捏时，有潜伏小结节，提示肺结核或淋巴系统肿大。本能线起端被干扰线干扰，本能线中央有几个小眼岛纹，提示肺结核信号（见图 1）。

2. 本能线起端断续状，指甲甲面中央高凸，提示肺结核信号（见图 2）。

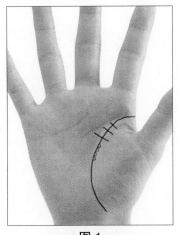
图 1

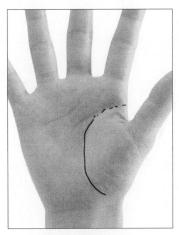
图 2

3. 本能线中央有一大岛纹符号，提示有遗传性肺结核家族史（见图 3）。

4. 无名指、小指接掌面关节处有红斑点，或有井字纹，或二指有浮显纵行血管，提示肺结核信号（见图4）。

5. 感情线紊乱或无名指下有一方形纹扣住感情线，小指、无名指各关节处又有静脉浮露，提示肺结核或肺上有钙化点（见图5）。

6. 大鱼际（拇指根）和小鱼际（掌根面）上常有筛状朱砂红点（见图6），每日下午面颊部绯红色，提示肺结核（含肝功能障碍）信号。

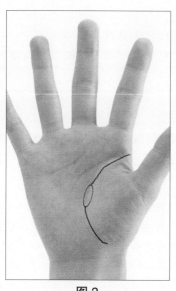

图 3

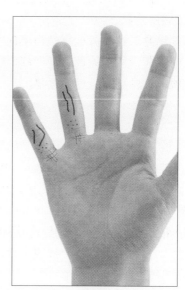

图 4

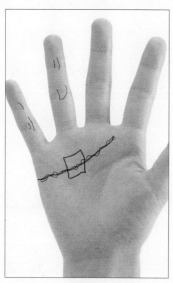

图 5

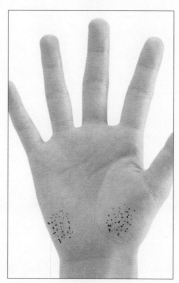

图 6

7. 十指端慢慢增大如鼓槌状，提示长时间慢性缺氧，这是十指端结缔组织变大的重要原因，临床多见先天性心脏病、严重的肺疾患。无呼吸道感染时，长期夜间咳嗽明显，多见于心脏病，为肺结核病引起。上唇内系带上突然间生有褐色斑块，同时睫毛也增长，提示肺结核病正在严重发作。用手按压胸前壁外上方的中府穴（见图7），压时出现明显痛感，提示患有肺结核。

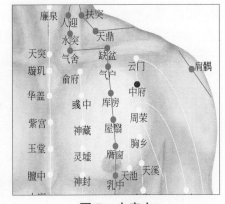

图 7　中府穴

## 四　支气管炎

支气管炎是临床常见病、多发病，以长时间咳嗽、咯痰或有哮喘以及反复发作的慢性过程为特征，多因自体免疫功能低下或遗传，或因各种感冒及细菌、过敏气候等因素的影响。本病有急性和慢性之分，急性支气管炎未得到及时恰当的治疗，可转变为慢性支气管炎。慢性支气管炎若不及时治疗，可并发肺气肿、肺心病，影响患者的生活、学习和工作，还将缩短患者的生命。

**支气管炎在手掌的表现如下**

1. 感情线前端中指下有干扰线，提示慢性支气管炎（见图1）。

2. 非健康线由岛纹连接而成，提示慢性肺病（见图2）。非健康线顶端有不规则的岛纹，指甲均呈鹰爪样，提示肺心病（见图2）。

3. 方庭狭小，提示易患慢性肺病和皮肤病（见图3）。食指第二指节蜂腰状变细，提示慢性支气管炎（见图4）。感情线前端两侧出现小毛状胚芽纹，提示

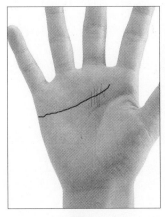

图 1

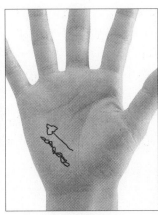

图 2

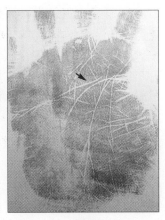

图 3

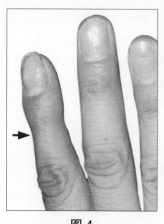

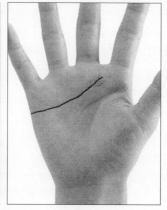

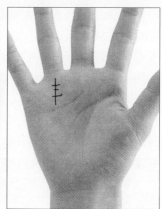

图4                    图5                    图6

肺炎发作期末转为慢性支气管炎（见图5）。

4. 无名指下太阳线呈丰字纹，提示慢性支气管炎（见图6）。手十指指甲均呈卷席筒状，提示家族性气管炎。

旁征：①50岁以上之人，双颧位有明显的小细血管浮露，提示已患多年慢性支气管炎。②耳前听宫穴部位出现或红或白的疱样小丘疹皮损。提示急、慢性支气管炎（肠炎、阑尾炎、胃炎、膀胱炎也可见到此皮损出现），③中年男性嘴唇似女性淡淡染色一样色红，提示易患呼吸系统疾病。④清晨或者刚上床睡下咳嗽加剧，提示支气管扩张及支气管炎所致。

**支气管炎中医治疗**

1. **中医治疗**  中医治咳要辨证分型，市场上的止咳药如蛇胆川贝液、川贝枇杷膏等多为凉性药，治热咳有效。"日咳三焦火，夜咳肺家寒"。对白天咳嗽重的病人以清热化瘀为主；对夜间咳嗽重的病人，以温肺化饮为主，疗效颇佳，儿童患者尤妙。

2. **慢性支气管炎方（朱良春）**  露蜂房适量研末，每日2次，每次2~3克，同鸡蛋一枚拌匀，不放油盐，炒后食用。60%以上患者在3天内见效，有效率达92.6%，一般5~7天即可。

3. **花椒籽**  治疗哮喘方药中佐以椒目（花椒籽）6~10克，水煎服，或椒目研末冲服3克，效果更理想。

4. **蜜丸方**  川贝母、款冬花、紫菀各75克，皂荚225克，猴枣3.5克。上药共研末，制成黄豆大小蜜丸，成人每日服4次，每次3~4粒，儿童减半，用大枣煎水送服。

**五**  **肺气肿**

肺气肿相当于古代医学中的"肺胀"。是由于慢性肺系疾患反复发作，迁延不愈，肺、脾、肾三脏虚损，继而引起肺叶胀满，肺管不利，胸膺胀满不能敛降。临床表现见喘息气促、咳嗽、咯痰、胸部胀满、憋闷如堵，或气短胸闷、心悸怔忡，倚息不得平卧等。肺胀源于《内经》，发挥于张仲景，成熟于后世历代医家。《灵枢·胀论》说，"肺胀者，虚满而喘咳"。

**肺气肿在手掌的表现如下**

● 感情线末端分叉，叉纹线又被明显的干扰线严重干扰，提示肺气肿（见图 1）。手掌面以大拇指腹按之凹陷无弹力最为明显。提示肺气肿信号。大拇指根部变细，提示呼吸道及胃肠均有病患。

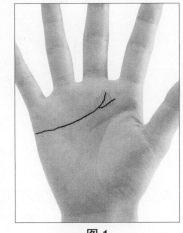

图 1

甲诊：无名指指甲增大，甲面中央凸起，甲周软皮角化、皮粗，或甲面又有绳样纵纹，指端肥大发白，提示患肺气肿较重（见图 2）。这种肺气肿患者仰卧时双脚自然并拢，脚尖向前可以伸，向躯干回勾时困难，提示肺弹性差。临床验证：凡高颧骨之人多刚强自信，但不幸患上肺病较难康复治愈，应注意积极预防。

**肺气肿中医治疗**

**1. 百合固金汤（《医方集解》）** 生地、贝母、百合、麦冬、当归、炒白芍各 6 克，熟地、玄参各 9 克，桔梗 5 克，甘草 6 克，水煎服。现多用于肺气肿、慢性支气管炎、咽炎。

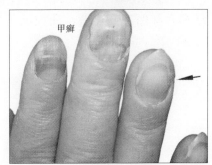

甲癣

图 2

**2. 预防** 忌烟酒，防感冒。

**六　肺　癌**

肺癌是比较常见的恶性肿瘤，以咳嗽、咯血、胸痛、发热、气急为主要临床表现。80% 发生于 40 岁以上，男性多于女性，男女比例约为 5：1，长期大量吸烟者的患病率比不吸烟者高 20 倍。绝大多数来自支气管黏膜上皮，所以称支气管癌。在中医学中，本病属于"息贲"、"肺积"、"痃癖"、"肺痈"、"咳嗽"、"咯血"、"胸痛"等病的范畴。

**肺癌在手掌的表现如下**

1. 感情线上有长的数条竖干扰线，又有悉尼线和一条长的干扰线穿过三大主线走入大拇指掌面内，提示肺癌先兆（见图 1）。

2. 非健康线变粗穿过本能线上行至兑位，提示肺癌先兆（见图 2）。

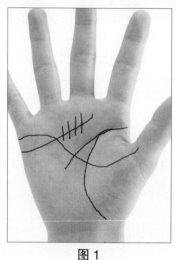

图1

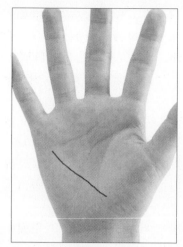

图2

3. 通贯掌者食指指纹又是弓形纹，提示此人易患肺癌（见图3）。

4. 感情线紊乱，手指变烟熏黄色，掌面积淀有块状黑斑色，提示被烟尘污染，易患肺心病，应高度提防肺有恶变病发展倾向（见图4）。一个人上辈近亲有肺癌家族史者，而他又长期大量吸烟，患肺癌几率比常人高出14倍之多。

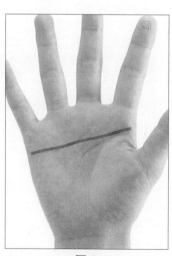

图3

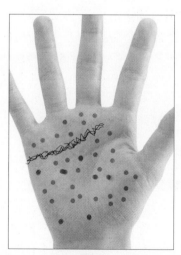

图4

旁征：早期四肢疼痛，颜面及全身皮肤可能会出现紫斑，全手掌纹路黑青色。痰中夹血，久咳不止，呛水样咳嗽，突然纳差，低烧，痢疾样腹泻，声音嘶哑，有气憋喘感，仰卧气短明显，上述症状应怀疑肺癌。女性肺癌多发于右肺。临床发现，中年男性乳房增大，多提示支气管癌发生倾向。

# 七 低血压

低血压属临床常见病，是指血压等于或低于 90/60 毫米汞柱，患者以头晕目眩为主要表现的疾病。由于血压过低，轻者见头昏乏力，重者有头晕目眩、神疲嗜睡、心悸胸闷、心前区不适等表现。

低血压在手掌的表现如下

1. 感情线走到无名指和中指缝下处下垂呈弧凹状，使碱区增大，提示低血压、胃下垂（见图1）。手掌三大主线均浅之人，提示体质差，血压偏低。

2. 感情线走到巽位；无名指下有两条一长一短的太阳线穿交感情线，均提示血压不稳定（见图2）。

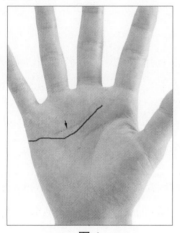

图1

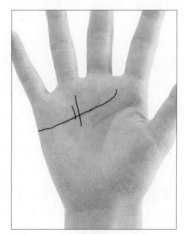

图2

3. 本能线起点低，使酸区缩小，手压捏酸区弹力又差；太阳线呈井字纹符号；双手掌长期冰凉或夏天发热，而冬季发凉，均提示血压偏低（见图3）。

甲诊：十指甲无白色月眉或白色月眉过小，捏手掌时弹性又差，提示血压偏低，抗病能力差，易患神经衰弱（见图4）。

旁征：双颧骨高低不一，提示体质差、低血压。双耳垂根位呈小圆凹状（见图5），提示低血压。若小孩耳根位有小圆凹状，提示患盗汗症。若耳垂根圆凹坑占有耳垂1/3大小，坑边沿不规则呈皱褶状，一些癫痫患者多见。

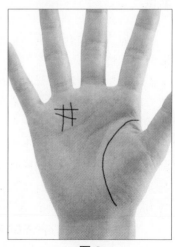

图3

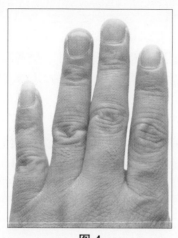
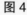

图 4

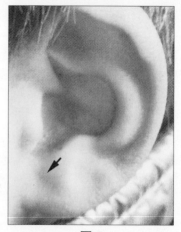

图 5

低血压中医治疗

**1. 低血压验方** 肉桂、甘草各 15 克，五味子 25 克。水煎服，每日 1 剂，4～7 天为一疗程，升压正常后再服 4 剂。专治：体质性低血压，症见头晕、眼花、体质虚弱、脉细无力。

**2. 低血压民间方** 肉桂、桂枝各 30 克，甘草 15 克，水煎当茶水样服用。服用 2～3 天，血压即可升高，应用数例，效果理想。

**3. 中成药** ①补中益气丸。②生脉饮。

**4. 盗汗方** ①霜桑叶研末，米汤调下 15 克，效佳。②仙鹤草 90 克，大枣 30 克，水煎服，7 剂可治愈盗汗。③取尚未成熟的干瘪桃，水煎服，效佳。④玉米秆内白软芯，当茶饮，可治盗汗。

## 八 | 高血压

高血压是指在未服用抗高血压药物情况下，收缩压≥140/90 毫米汞柱。据报道，人血压在一天中的变动是早晨 7～9 点时、下午 3～6 点时为最高，以后半夜为最低。目前，我国已接受世界卫生组织的建议，以 140/90 毫米汞柱为高血压的诊断标准，这意味着我国高血压患者已过亿人。高血压是一种以动脉血压持续升高或神经功能失调表现为临床特征，并伴有动脉、心脏、脑、肾等器官病理性改变的全身性疾病。目前认为，高血压与中枢神经系统及内分泌体液调节功能紊乱有关，同时也与职业、年龄、环境、情绪、遗传、肥胖、饮食等有关。有学者认为，血压升高的原因是血流供求不平衡，其中以心、脑、肾三者为重要。

高血压在手掌的表现如下

1. 十指并拢时双掌指缝下掌面处有凸起脂肪丘，提示高血压信号（见图1）。

2. 本能线起点偏高，本能线走到中央处弩张交过玉柱线，使酸区增大（见图2），提示高血脂、高血压信号。酸区较大之人也应预防脑出血。全手掌呈茶红色，提示高血压，并要提防脑出血发生。双手掌肤色干燥，感情线比其他主线色红，提示高血压先兆。

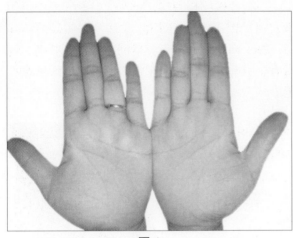

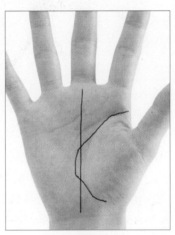

图1　　　　　　　　　　　　　图2

3. 甲诊：十指甲白色月眉过大（超过全甲2/5），提示家族性高血压（见图3）。肥胖是高血压危险因素之一，胖人十指甲无月眉，而指甲及掌色发红，或进入老年虽不肥胖但指腹弹力强，应积极防治高血压。大拇指甲面有一条凸起的黑色纵线纹，也提示高血压（见图4）。建议高血压患者每天食盐不宜超过3克，少吃味精。

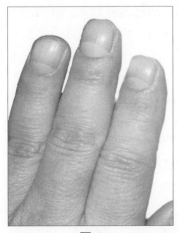

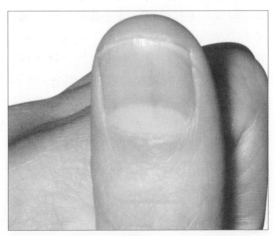

图3　　　　　　　　　　　　　图4

耳背高血压区有毛细血管浮现，或此位小血管堆成像雪花状红色符号，提

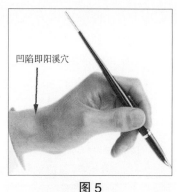

凹陷即阳溪穴

图 5

示高血压。双耳垢是油性之人，或双目内眦有黄色斑块之人，提示高脂血症，内眦黄斑块为脂肪沉积所致。笔者长期从事皮肤科医疗工作，临床发现腋臭患者大多也是油性耳垢者。

手腕背横纹桡侧端，正对虎口的凹陷中为阳溪穴（见图 5）。按压掐此位时，有明显的疼痛感，提示高血压。患者突然间有叩击性耳鸣，为高血压引起，常常按摩阳溪穴可防治和缓解高血压。

**高血压中医治疗**

**1. 针刺** 耳背降压沟放血及针刺太冲穴，用泻法可治高血压危证（见图 6）。

**2. 单方** 一是用红花 30 克，白酒 500 克，泡 7 天后饮用，降压效果好。二是将马兜铃 15 克煎水当茶服，降压效果好。

**3. 降血压稳定验方** 杭菊花、生杜仲、生槐花各 9 克，桑寄生、黄芩、生甘草各 6 克，水煎服，每日 1 剂，早晚分服。连服 15 天血压下降而稳定。

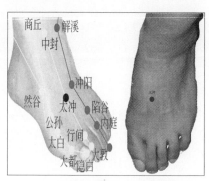

图 6

**4. 治疗高血压专方（来春茂）**

处方：紫丹参、夏枯草、代赭石、马兜铃各 30 克，钩藤、怀牛膝、刺蒺藜、丹皮各 15 克。水煎服。每日 1 剂，分 2 次服。

加减：①气虚乏力者加黄芪、太子参。②血胆固醇高加金樱子、泽泻、决明子。③阴虚者宜选加玄参、生地、石斛、麦冬、知母、地骨皮。④头痛眩晕者宜选加枸杞子、桑叶、杭菊花、珍珠母、蔓荆子。⑤心悸怔忡加酸枣仁、远志、石菖蒲。⑥胸闷加鸡血藤、郁金、瓜蒌壳。

西安任运昌先生用红醋泡冰糖，其比例多少以醋自然能化完冰糖到化不动时正好为其度数。每日 3 次饭前内服，每次两小勺左右，此方临床效果理想。

另外，西安藻露堂中医医院青年中医师李瑞，临床建议高血压患者，用葡萄汁代替温白开水，送服降压药。临床证明，能使血压降得平稳，并不会出现忽高忽低现象。

## 九 心脏疾病

心脏功能强健是一个人健康长寿之决定因素。心脏疾病包括心悸、心律不齐、冠心病等。

心悸是指患者本身自觉心跳疾速，惊惶不安，难以自持的特征，俗称"心跳"、"心慌"。常因情志损伤诱发心悸，伴失眠、健忘、眩晕、耳鸣等症。

心律不齐是指心脏搏动过快、过慢或节律性不规则。心律，指心跳的节律，即一次心跳与另一次心跳的节律，正常人的心律是规则的，如果两次心跳之间的间歇有时快，有时慢，心律不规则，即心律不齐（包括危险的心肌梗死）。心率是指心跳频率，即每分钟的心跳次数，正常成人安静时心率为每分钟 60～100 次，平均 75 次。脉搏每分钟高于 100 次，称心动过速；若每分钟低于 60 次，称心动过缓。

冠状动脉粥样硬化性心脏病是指冠状动脉因发生缺血、缺氧而引起的心脏病变，俗称"冠心病"。属祖国医学的"胸痹"、"心痛"等范畴。其临床症状是：心绞痛、心肌梗死、心律不齐、心力衰竭等。往往由于情绪波动和长期劳累而诱发。心绞痛发作时胸骨后中位可向左肩背部及臂上部放射疼痛，其疼痛性质以压迫感、沉重感、烧灼感为显，以胸闷最常见。疼痛时间多持续 2～3 分钟，一般不超过 30 分钟。心肌梗死只有在突然间情绪波动或长期精神紧张状态下，后又突然松弛下来时才会发生。如果一个人心脏有疾病，而他遇事心里紧张易发火，使体内一些化学物质随之增多，血压也随之而升高，这就加大了心脏耗氧量，这也常常是诱发心肌梗死的最主要原因。在心肌梗死发作前胸痛数分钟，胸部有明显的束带样感觉，可持续 15 分钟左右，一些患者一天胸部痛几次。如果不及时防治，最易发展成心肌梗死并猝死。心律不齐也称心律失常，临床症状是：心慌、心跳、胸闷、头昏、恶心、颜荣苍白，严重者昏晕。心力衰竭有下列一项症状即可诊断：①气急、呼吸次数增加。②心率加快、奔马律、交替脉。③肺部啰音、咳嗽、痰中带血或血性泡沫痰。

**心脏疾病在手掌的表现如下**

1. 感情线上有明显的大十字纹（见图 1），提示心脏疾患先兆，此人常有大声讲话和有工作到深夜的习惯。

2. 有感情线同脑线之间的贯桥线，提示是患心脏病的信号线（见图 2）。

3. 中指下离位有明显的三角纹符号，提示心脏病信号（见图 3）。

4. 脑线中央处出现有三四个小眼状纹符号，提示劳累所致心房有病，心悸信号。非健康线比其他主线粗而发黑，提示心脏疾患（见图 4）。

5. 太阳线上有十字、米字纹，提示突发性心脏病信号（见图 5）。

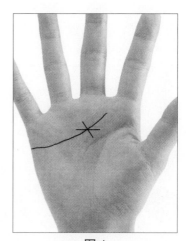

图 1

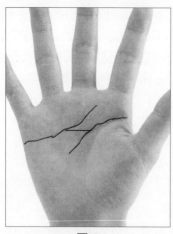

图 2

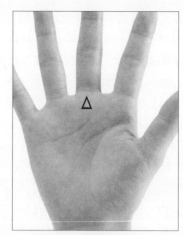

图 3

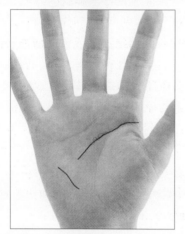

图 4

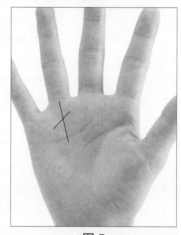

图 5

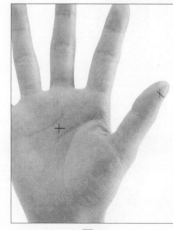

图 6

6. 手掌方庭内有一两个十字纹；拇指腹外侧有十字纹，中指短于两邻指；感情线上出现红色斑点，均提示心律不齐（心动过速、过缓）（见图6）。

7. 方庭狭窄，多提示二尖瓣狭窄信号，玉柱线又深又红，直捣中指掌面内，提示患心脏病已久。手掌方庭内有自然形成硬皮结，提示心脏患病（见图7）。

8. 若左手手指常有疼痛症状，提示心包炎信号。双手掌常常出现麻木、浮肿，十指尖常常有麻痹感。双手用手一摸捏，松而软绵，提示易患心脏疾患。双手掌呈紫红色，或三大主线上有紫红色斑点，提示心脏病信号。十指端均缓慢形成鼓槌状或十指端色红诱人注目，均提示风湿性心脏病先兆。

9. 大拇指指甲面有一条凸起的黑色纵线纹，提示心绞痛、高血压信号（见图 8）。食指长于中指；双手无名指如鼓槌状；大拇指顶端面呈方形，均提示心脏病信号。

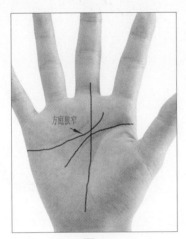

图 7

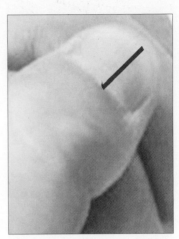

图 8

10. 十指指甲呈紫蓝色，提示血中缺氧、心脏病信号（见图 9）。小指第二节指节纹只有标准长度的 1/2；小指靠无名指侧有异色皮厚条状（见图 9）；小指指甲体发红，或只有白色月眉变红，均提示心脏病信号。

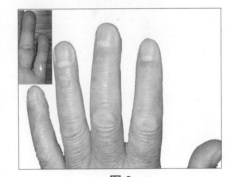

图 9

11. 感情线走在无名指下分大叉而行，提示易患心脏病信号（见图 10）。

12. 脑线平直比其他线粗，色又红，提示心脏负荷大（见图 10）。

13. 感情线紊乱，末端出现米字样纹；方庭内有丰字纹肇入，均提示冠心病信号（见图 11）。脑线在中指下中断，提示心脏病信号（见图 11）。

14. 几条长而明显的干扰线雷同贯穿三大主线，提示心脏、肝脏等大病信号（见图 12）。

15. 本能线上出现米、十、△、☆纹符号，脑线也同时出现十字、米字纹，提示心绞痛（见图 13）。

16. 一手掌脑线中央处线两侧有对应小岛纹，干扰线凿穿而过，提示此人患

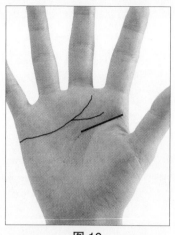

图 10

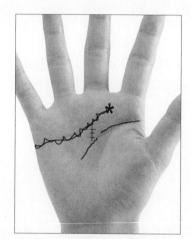

图 11

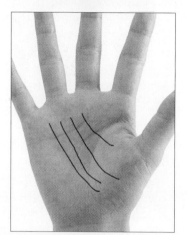

图 12

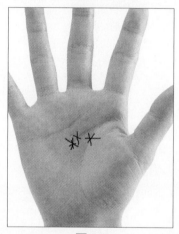

图 13

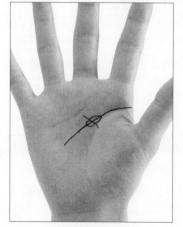

图 14

先天性心脏病信号（见图 14）。

17. 若心悸胸闷，右手五指麻木为甚，此乃"水心病"，即心阳不煦，血气不充，流行不利，治疗方用《伤寒论》苓桂术甘汤，一般 10 剂可愈。

若儿童有图 14 样心脏病掌纹符号，双脚皮肤经常性发干，皮粗色乌黑，提示先天性心脏室间隔膜缺损症。如果一个成人从小经常性双脚发干、开裂，必须经常用胶布贴裂口处，也提示此人患先天性心脏病之迹（见图 15）。

旁征：双眼眉相距较大之人，易患心脏杂音症。鼻尖突然间发肿，提示心脏有病。嘴唇呈紫蓝色，女性多见，提示心脏病。善于养生之人调养体内脏腑，不善于养生之人注重体型容颜。笔者临床先后遇到过几位心脏病的青年女性，她来看病时把原来紫色嘴唇染成深红色，这就给医生诊病带来不便。其不知，艳色不及浅色，浅色又不如健康自然色更耐看。笔者认为，不顾身体好坏，一味追求颜面修饰打扮的人，如同朽劣门面上临时粘着一层流行的木纹纸。双耳垂有一条向外走出的皱纹沟，称冠状沟，提示冠心病信号。舌是人体唯一暴露于外而能被人看得见的内脏组织。它的大小、长短、薄厚均与心脏大小成正比。舌大身体小，示心脏肥大；舌小身体大，示心室狭窄，易患心动过速、心悸。

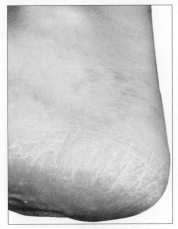

图 15

### 心脏病中医治疗

#### 1．心律失常

（1）治疗心律不齐按摩方（张国军高级按摩师经验方）：用食指扣拳法按压双脚肾上腺，刮压肾脏、输尿管、膀胱反射区（肾上腺素是刺激心脏肌肉活动所必需的，它指挥心脏作强力跳动，尤其是在紧急情况时），然后指压揉"阳溪穴"（见图16，手腕横纹内端正对虎口凹处）和第二胸椎处。早晚各1次，每次每穴按约5分钟，平常多吃一些含硒丰富的食物，10天左右症状可逐渐消失。

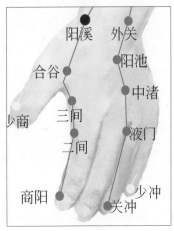

图 16

（2）心律失常方（云南名老中医来春茂教授提供方）

处方：桂枝、麦冬、太子参、丹参各15克，白芍12克，苦参9克，五味子5克，百合30克，炙甘草6克，茶树根30克，灵磁石、生牡蛎、生龙骨各30克（三味先煎）。

按：早搏是心律失常中最常见的症状，如病态窦房结综合征，房室传导阻滞以及功能性心动过速等，上方屡试屡效。

笔者注：凡心脏有疾的患者，在工作量大的情况下，不宜做剧烈性运动，这样易诱发突发性心脏病。有学者研究认为，大象活动总是散步式，慢慢的，它的心脏每分钟跳动28次，所以它可以活过120岁。老鼠活动灵活，心脏每分钟可跳300次，所以，它活不过6个月。常常保持心平气和、不动怒、不过激对心脏有益。

（3）王琦教授治心律失常（早搏）方：桂枝 10 克，甘草 6 克。水煎服。若有热象可以加苦参适量。实践证明：苦参有降低心肌收缩力、减慢心搏、延缓房性传导以及降低自律性等作用。

**2. 冠心病** 三参调脉汤（《古今奇难杂症秘方》）。

潞党参、玄参各 15 克，丹参 20 克，麦冬 10 克，何首乌、黄精各 30 克，炙甘草 6 克。每日 1 剂，水煎服。主治冠心病。

**3. 心绞痛** 单方（《中华名医特技集成》·李介鸣）。

（1）荜茇：对遇寒心痛有殊效，用量 6 克，煎服。不宜久服，有实热郁火者慎用。

（2）中成药：苏合香丸。

（3）三七：专走血分，行瘀血，适用于各型心绞痛，用量每次 3 克，研末冲服。

**4. 先天性心脏病** 归脾汤加味治疗（《济生方》）。

党参、白术、茯神、当归各 12 克，黄芪 20 克，龙眼肉 15 克，木香（冲）3 克，远志、炙甘草各 6 克，生姜 3 克，大枣 3 枚，水煎服。

功能：健脾益气，补血养心。

体会：临床遇到先天性心脏病患者，出现心慌、心跳、心悸等不适症状，笔者建议口服归脾丸，均当天改善症状。

**5. 预防** 忌动怒、精神紧张、急躁。

## ✚ 心肌梗死

急性心肌梗死是临床一种常见病、突发病。随着人口老龄化，社会发展日新月异，竞争日趋激烈，其发病率呈上升趋势。此病病势急重，死亡率较高，似属祖国医学的"猝中"、"阙证"范畴。手诊有提前发现疾病信号的作用，有防患于未然之临床价值。

**心肌梗死在手掌的表现如下**

1. 感情线走到中指下，一分为二而行，提示此人有家族性心肌梗死遗传史（见图1）。若方庭内出现贯桥线，有十字、丰字纹，大拇指第二节掌面下方有明显的十字纹符号，提示此人应积极预防心肌梗死发生（见图2，图3）。

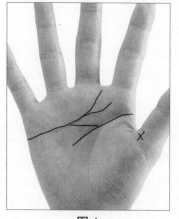

图 1

2. 心肌梗死发作前 30~40 分钟，胸部有明

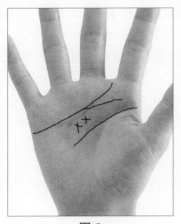

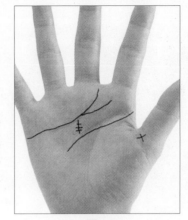

图2　　　　　　　　　　图3

显的束带样感觉，应立即采取应对措施。

心肌梗死中医治疗

**1. 针刺疗法**　取 1.5 寸毫针刺双侧内关穴（见图4），至出现酸、胀、麻感为度，每分钟捻转提插 120 次，2 分钟后停止运针并留针 15 分钟。

**2. 掐指疗法**　用拇指重掐双侧内关穴（见图4），以左侧内关穴为重，每 5 分钟间隔重掐 1 分钟。

**3. 食疗方**　常常食用菠菜，它是目前发现含辅酶 Q10 最丰富的蔬菜。在经济情况允许下，可常服保健食品辅酶 Q10 软胶囊。

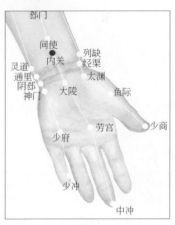

图4

## 十一　乳腺增生

乳腺增生是乳房部位的一种非炎症性病症，好发于中、青年妇女。乳腺增生多由郁怒伤肝，肝郁气滞，思虑累身伤脾，脾失健运，痰湿内蕴，以致肝脾两伤，痰气互结，瘀滞而成结块。或因肝肾不足，冲任失调，阳虚痰湿内结所致。其特点是经前或情绪激动时肿痛有加重感，后减轻。其中尤以肿块厚薄不等，数目不一，形状各异的片块型最为常见；还有同一乳房内有结节状、圆球状、片块状、条状等两种形态以上肿块者的混合型；有肿块分布的范围散满整个乳房内的弥漫型；以立体感强，较硬，不规则的结节型在临床上较为少见。

乳腺增生病在手掌的表现如下

1. 双手掌或一手掌无名指下感情线与脑线之间有倾斜的冬青树叶状岛纹符号，相切上下两大线，提示乳腺增生信号。若同位出现有双重岛纹，提示乳腺增生同时患腋窝部淋巴结炎（见图1）。

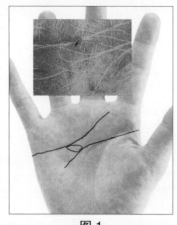

图 1

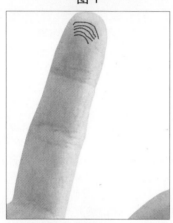

图 2

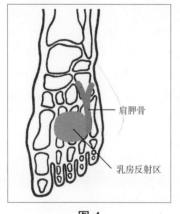

图 4

2. 食指指腹弓形指纹，有患乳腺增生倾向（见图2）。

3. 中指甲面一侧有辫样凸纵纹，无名指指甲面有沙粒样排列条状凸纵纹，均提示乳腺增生（见图3）。食指甲面有绳状纵凸线纹，提示乳房肿块、乳房纤维腺瘤信号（见图3）。

旁征：①双目靠鼻梁内眦部位有凸起小肉结，提示胸部及乳房有肿块。②讲话时头向一边歪，或嘴向一边扯，提示乳房增生信号。哪侧有病，哪侧手活动迟缓。

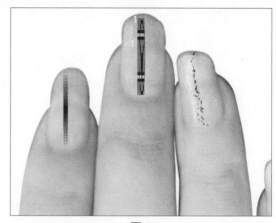

图 3

## 乳腺增生中医治疗

**1. 足部按摩（张国军经验）** 用拇指按摩乳房反射区（脚背二、三、四趾根之间，见图4）和双脚外踝骨下方卵巢反射区（因乳房是由卵巢的激素控制）及淋巴结反射区。每日1次，每次20分钟左右。然后再按揉患部一侧天宗穴（见图5）和乳根穴（见图6）。

**2. 阳和汤（《外科证治全生集》）**

处方：熟地60克，鹿角胶30克，白芥子24克，肉桂6克，炮姜、麻黄各3克，甘草6克。

加味：三棱、莪术各90克，香附、夏枯草各30克。以上药研末制成水丸或蜜丸，每次6~9克，每日2次内服。

主治：乳腺增生。对甲亢、硬皮病、肢端硬化症均有疗效。

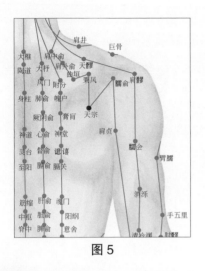

图5

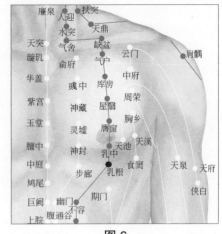

图6

## 十二　乳腺癌

乳腺癌是女性的一种常见癌症，是乳腺上皮组织的恶性肿瘤。在我国女性中，其发病率仅次于宫颈癌，居第二位，易发于40～60岁。男女患病比例约为1：99。本病属祖国医学"乳岩"、"乳石病"的范畴。

**乳腺癌在手掌的表现如下**

1. 乳腺增生叶状岛纹（见乳腺增生掌纹）下边延伸支线走流大拇指节掌面内（见图1），提示乳腺癌信号。

2. 乳腺增生叶状岛纹部位灰黑色或枯叶色，或此处掌纹凹陷，或此处皮肤发硬，非健康线比三大掌纹主线还粗（见图2），提示乳腺癌信号。

3. 双手掌非健康线分别有大岛纹，或线上有大米字纹符号（见图2～图4）。均提示乳腺癌信号。

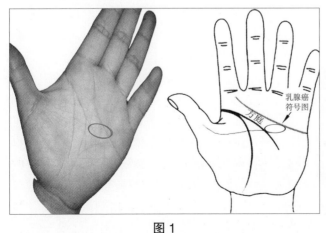

图1

图2

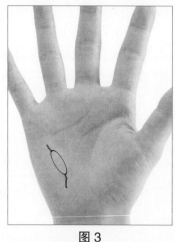

图 3

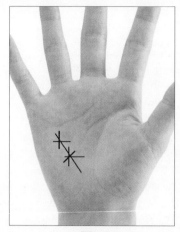

图 4

4. 女性左手指纹开口向小指侧多者，提示此人常忧郁，患乳腺癌几率大。

旁征：①顽固性头皮瘙痒症，应警惕乳腺癌。②双目瞳孔均向外侧移动，应警惕乳腺癌。③油湿性耳垢的妇女，患乳腺癌几率要比干性耳垢多一倍。④12岁之前来月经者和55岁以后才绝经者，患乳腺癌几率大。⑤解去上衣，对穿衣镜自然站立，双手高举，身体稍前倾，乳房上有酒窝样局部凹陷。⑥大约公元2世纪时，希腊有一位名叫盖伦的医生便指出，常常忧郁的女性易患乳癌。⑦如果一位妇女的母亲或外婆，在绝经前曾患有双侧乳癌，那这位妇女一生患癌症风险可以高达50%，可以说，与遗传有关。

## 十三　肺心病

肺心病即慢性肺胸疾病，肺血管病变或呼吸中枢的通气调节功能障碍。体检可表现右心功能不全，心脏引起的右室增大而致右心较衰的心脏病，病变首先在肺，继而影响脾、肾，后期病于心。症状为干咳久之，咳时心悸。

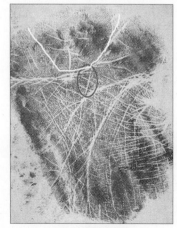

肺心病掌纹图

**肺心病在手掌的表现如下**

● 过敏线（金星环）向掌内弩张穿过感情线，在方庭（脑线与感情线之空间）内又有丰字纹，提示肺心病（见肺心病掌纹图）。肺心病也称慢性肺源性心脏病。慢性病只要能得到有效的控制，就是胜利。老年人舌面如镜，舌底面两根静脉凸而延长，提示肺心病。祖国医学就有"肺胀者，虚满而喘咳"、"气短不得卧"之说。

肺心病中医治疗

● 五加皮治疗肺心病（《中华名医特技集成》李孔定）

配方：五加皮、人参各 10 克，丹参 15 克，葶苈子 12 克，枳实 9 克，大枣 3 枚。

肺心病临床以咳嗽、气喘、水肿、心悸为特征，病位在心肺，涉及脾与肾，病理上主要表现为气虚，痰阻，水停，血瘀，其治疗益气强心，活血利水。

加减：舌质红，舌苔黄有热者，加黄芩以泄肺热最妙；唇、舌紫暗，颈脉怒张者，为瘀血内甚，加红花或泽兰以活血化瘀。

# 第三部分  腹  部

## 一  胃下垂

胃下垂是病患自然站立时，胃的位置低于正常，甚至垂入盆腔，胃小弯弧线最低点降至髂嵴连线以下的一种病症。临床多见于驾驶员，瘦长体型者，也多见于 20 ~ 40 岁左右的妇女。临床症状较重者可见饭后腹胀，上腹隐痛，嗳气、腹部有明显坠感，劳累和站立稍长，症状加重，卧休即可减轻症状。本病属中医学中的"腹胀"、"胃脘痛"等症范畴。胃下垂可分为无症状型、有症状型和重症型。临床发现有胃下垂患者合并肝肾和子宫也有下垂。

**胃下垂在手掌的表现如下**

1. 感情线在无名指下或中指下有下行弧走，使手掌碱区增大（见图1）。

2. 手指长于掌部，使全手掌明显形成长方形手，提示易患胃下垂（见图2）。

3. 玉柱线顶端有羽毛球拍样的长竖岛纹，提示患胃下垂（见图3）。

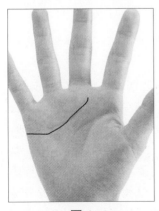

图1

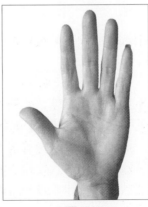

图2

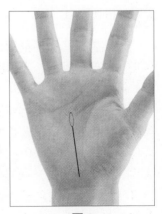

图3

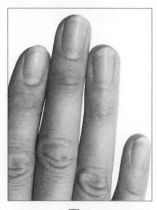

图4

4. 手中指指甲甲体增大而厚，欠色泽，甲根皮带增宽且紧黏甲根面。若中指甲身伴有黑乌色纵线纹，甲根皮肤变皱，提示属重型胃下垂（见图4）。

5. 观肚脐明显有下垂，也提示胃下垂。若肚脐提移似倒三角形状，提示胃无下垂而胆囊、胰腺两腑有疾。

**胃下垂中医治疗**

**1. 自我疗法** 吃饭时或饭后蹲在地上坚持30分钟左右，如果能连续坚持6个月左右，可治愈胃下垂。蹲下吃饭能使胃起到向上托的作用。胃中的食物大多可慢慢进入十二指肠，给胃减轻了下垂负担。

**2. 单方（朱良春）** 苍术20克，每日泡茶样饮用，连用3个月，可望治愈胃下垂。

**3. 乌梅丸处方** 乌梅30克，细辛9克，桂枝10克，干姜12克，川椒10克，当归6克，制附子10克，黄柏6克，黄连3克，党参15克，枳壳、苍术、黄芪各30克。加减治疗时乌梅量大可以加到60克。乌梅敛肝舒脾，合桂枝平肝，补肝气即实脾胃也。临床实践证明，乌梅敛肝作用胜于生白芍，且涩精气作用同山茱萸。

清代名医刘鸿恩自号"知梅学究"，发现乌梅敛肝的奇特功效，著《医门八法·四卷六十篇》中说，后人不知乌梅敛肝的奇特功效，传书甚少。西宁市曹正明高级按摩师2012年9月在来西安随笔者上门诊实习手诊时提问：枳壳用量大，会有破耗气之用，所以治疗时方内加黄芪、党参以补气。又问：苍术量大会不会增加胃燥？答：临床用大量苍术并无增加胃燥的症状，能和胃降浊而健脾敛精。

## 二　慢性胃炎

慢性胃炎是指不同原因引起的各种胃黏膜慢性炎性病变，一般分为浅表性胃炎、肥厚性胃炎、萎缩性胃炎。

慢性胃炎发病因素较多，大致为：①长期饮酒。酒能使胃黏膜充血，水肿，甚至糜烂，酒精可引起细胞浆脱水发生沉淀，长期对胃黏膜的直接刺激，使胃黏膜发生慢性炎症。②长期吸烟，使有害尼古丁刺激胃黏膜引起胃酸分泌增加。③药物中消炎药用量时间长，如消炎痛、阿奇霉素等，可引起胃黏膜损伤。有人为了治消化不良，见胃药皆服，其实不知，这样不但帮不了脾胃消化，而且给肠胃增加了不必要的负担。④饮食不规律，过冷过热，暴饮暴食，过多食辛辣食物等都会刺激胃黏膜。⑤鼻、口腔、咽部慢性炎症的部位感染病灶细菌或毒素进入胃中，这种长期慢性刺激可起到量变达到质变而引起慢性胃炎。⑥胃酸缺乏时，细菌最易在胃囊内生长繁殖而引起胃炎。⑦慢性心力衰竭，尤其是右心衰竭或门静脉高压症，即可使胃黏膜长期瘀血而引起胃炎。⑧急性胃炎未得到及时有效治疗而渐成慢性胃炎。⑨甲状腺功能亢进或减退，垂体功能减退，糖尿病等内分泌疾病，均可伴发慢性胃炎。⑩过度忧愁、劳累等精神因素反复作用下，可使自主神经机能失调，致胃部出现病理变化，如人生气时即可出现胃脘痛。这样胃壁血管痉挛性收缩，形成缺血区，可导致胃腺分泌异常。长期反复如此，可形成慢性胃疾。

除以上10种情况外，还因自身免疫性损伤，十二指肠液反流等原因也可致胃炎发作。

**慢性胃炎在手掌的表现如下**

1. 本能线中央处有一条横干扰线，双手掌震位有较浅的横凹沟，提示慢性胃炎、消化不良（见图1）。

2. 感情线上中指下有小方纹或小竖干扰线，提示胃溃疡、慢性胃炎（见图2）。

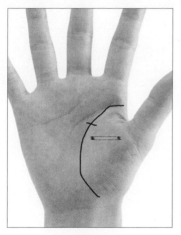
图1

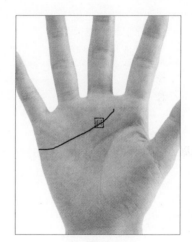
图2

3. 食指甲面有浅横沟，小指甲面有条状纵纹，均提示慢性胃炎（见图3）。

4. 双手本能线、脑线交叉处呈菱形纹，提示胃病（图4）。

旁征：双目正上白睛处有一条"U"或"一"形血管扩张走向，提示胃、食管、肠、肝癌信号（见图5、图6）。双目正下方白睛处有如图7样毛细血管扩张走向，提示慢性胃炎、十二指肠溃疡，血管色红，提示病轻；色黑，提示病重；若血管粗而黑，提示胃恶变病先兆；若毛细血管顶端有黑点，提示胃痛剧烈。

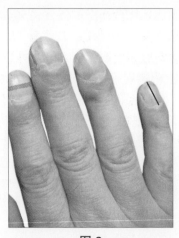

图 3

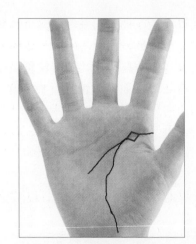

图 4

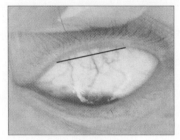

图 5

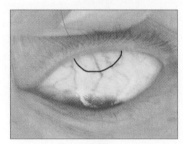

图 6

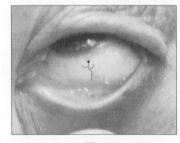

图 7

## 慢性胃炎中医治疗

### 平胃散（《和剂局方》）

方药：苍术 340 克，厚朴（姜汁炒）、陈皮各 150 克，炙甘草 90 克。

用法：共研细末，每服 9 克，每日 3 次，生姜、大枣煎汤送服。现代多作汤剂，用量按原方比例酌减。水煎服。

功效：燥湿运脾，行气和胃。

现代多用于慢性胃炎、胃及十二指肠溃疡、胃肠神经官能症等。

加减：饮食失节、脾胃伤者选加香附、砂仁、枳实、木香。伤食腹胀者加神曲、莱菔子。肉积者加山楂、草果。粮食积者加炒麦芽、炒神曲。生冷瓜果伤胃者加干姜、青皮。酒伤者加黄连、葛花、乌梅。易反胃呕吐者加槟榔、枳实、大黄。冷积难消化者选加干姜、肉桂、莪术、三棱、巴豆。湿热相蒸口做酸者选加香附、砂仁、炒黄连、吴茱萸、栀子、枳实。胃内嘈杂者加川芎、白芍。异乡水土不服者加香附、砂仁、藿香、半夏。若水土不服伴呕吐、腹泻者加茯苓、白术、炒薏苡仁、山药、乌梅。消化不良而泻杂有食物残渣者加五苓汤（茯苓、猪苓、白术、泽泻、桂枝改为桂皮）。食停反饱者属脾虚，宜加香附、砂仁，合异功散（党参、茯苓、白术、陈皮、生甘草）。霍乱吐泻者加藿香正气丸。胃炎伴小腿转筋者加木瓜。胃炎伴血虚面白乏力者加贝母、仙鹤草。

## 三　慢性萎缩性胃炎

慢性萎缩性胃炎是各类胃病中比较严重的一种病。慢性胃炎上腹多有弥漫性压痛，范围多较广泛，轻重不等，腹痛多不规律；慢性浅表性胃炎多在饭后出现上腹灼痛、隐痛、钝痛等，或饭后疼痛加剧。而慢性萎缩性胃炎与饮食多无关。个别病人可出现明显上腹绞痛并向背部放射，甚至可误诊为心绞痛或心肌梗死。慢性萎缩性胃炎合并恶性贫血时，患者可伴有急性舌炎。全舌呈鲜红色，光滑似镜，即所谓的"鲜牛肉样舌质"。有资料报道，慢性萎缩性胃炎有10%左右的患者可有恶变倾向，慢性萎缩性胃炎病变多在胃窦，少数在胃体。近年来中医药防治慢性萎缩性胃炎，取得了许多成就，甚至在防止胃癌变方面也显示中医药的许多优势。

**慢性萎缩性胃炎在手掌的表现如下**

● 双手掌震位大拇指近掌面处有一条横沟纹，并双手掌均有非健康线，提示十二指肠溃疡、慢性萎缩性胃炎信号（见图1、图2）。横沟纹深浅程度与疾病轻重成正比。

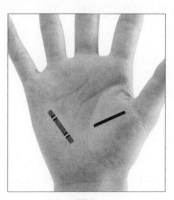
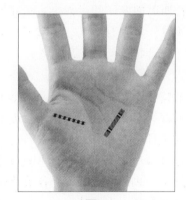

图1　　　　　　　　　　　图2

旁征：舌下有齿状疣，有静脉血管浮露发黑。因舌乳头萎缩，舌面光滑，呈红色的"镜面舌"，严重者可见舌萎缩，均提示慢性萎缩性胃炎。

**慢性萎缩性胃炎中医治疗**

**1. 中成药**　香砂养胃丸合舒肝丸口服。

笔者注：认为健脾养胃药可以常年久服之人是大错特错。病无症状应停服药，而合理饮食养胃是治疗之关键，凡病三分医治七分养。常服健胃药不但无效，而且给胃增加了负担，暗伤人的脾胃正气。

**2. 专治慢性萎缩性胃炎经验方**

方药：炙黄芪、丹参、生蒲黄各15克，莪术、三棱、乌药、吴茱萸、川芎各10克，乳香、没药各9克，水煎服，饭前日分2次口服。

加减：纳呆者加山楂。阴虚者加石斛。血瘀明显者加水蛭粉、三七粉（冲服）。口苦、肠液反流者选加厚朴、姜半夏、柿蒂、柴胡、白芍、佩兰。

**3. 多年萎缩性胃炎方**

症状：痛处不移，痛时拒按，夜间较甚，舌下脉络曲而怒张。

方药：香砂六君子汤（《和剂局方》）。

党参、茯苓、白术、炙甘草、陈皮、半夏、木香、砂仁（陈皮量要小，意在推动药力，量大可抵消参、术之功）。

加减：加焦三仙、丹参、三棱、莪术，效果理想。

**4. 捏脊** 凡消化不好之人，可以俯卧在床上，让家人常常推捏脊柱。其理是，五脏六腑似果子一样悬在脊柱上，树干活泼健康，脏腑自然健壮也。临床证实效果理想。

**四　胃及十二指肠溃疡与胃恶变病**

胃及十二指肠溃疡是一种临床发病率较高的疾病。以上腹部规律性疼痛为主症。属中医学"心气痛"，或"胃脘痛"范围。该病是一种慢性疾病，其临床特点有长期周期发作的过程。主要是因为情志与饮食两方面因素，导致脾胃功能失调所致。多伴有嗳气、吞酸、恶心、呕吐、上腹胀闷，心窝部灼热感，食少乏力，甚至呕血、便血等症状。

胃及十二指肠溃疡与胃恶变病在手掌的表现如下

1. 感情线走流食、中二指缝，提示长期消化功能差（见图1）。

2. 脑线突然如书法折锋下行，提示此人易患胃病（见图2）。

3. 用笔杆端按手掌大拇指少商穴，感觉有压痛，提示胃病信号（见图3）。

4. 本能线中央有几个小岛相连，震位有"井"字纹，提示胃溃疡、十二指肠溃疡信号（见图4）。手掌面各关节处青色血管露显，提示肠胃功能障碍。

5. 大拇指指甲面无外伤时，有明显紫色斑块生出，提示近期胃有出血史。

6. 十指指甲月眉过大而月眉前端边沿呈锯齿状，提示胃有恶变先兆（见图5）。

7. 十指指甲呈扁平状，多为慢性肠胃炎。指甲皮囊呈红色、光亮，提示消化功能障碍。

8. 手指全掌呈干巴黄色或青黑色，警惕胃癌。

9. 十指甲中央有高度弯曲隆起状，甲色泽干燥，提示胃及大肠恶变病先兆。

10. 双手打击缘小鱼际外侧皱纹多，提示肠胃病（见图6）。

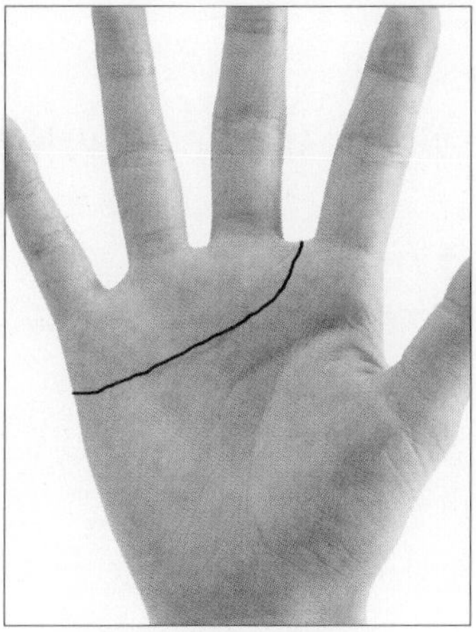

图 1

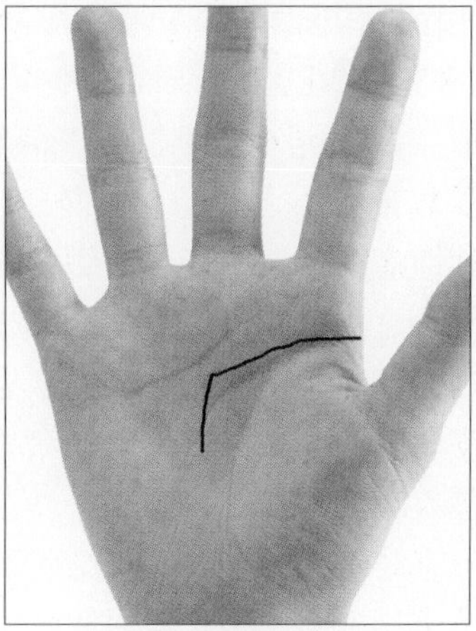

图 2

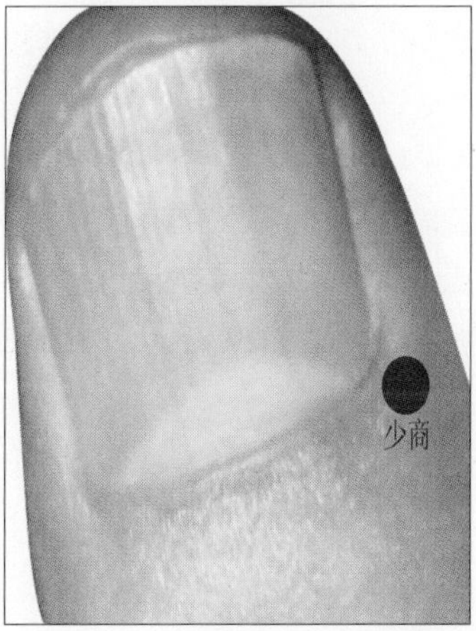

图 3

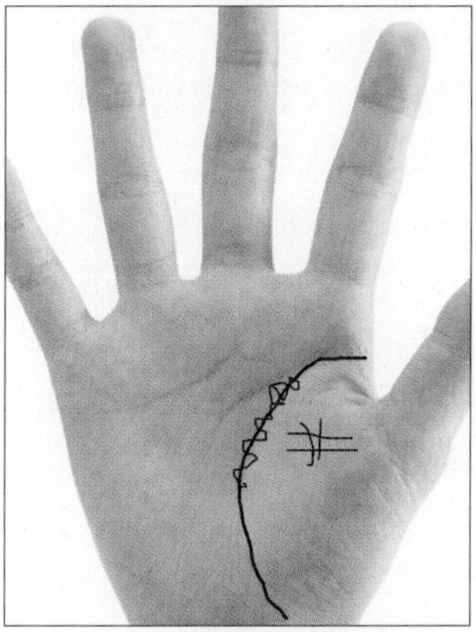

少商

图 4

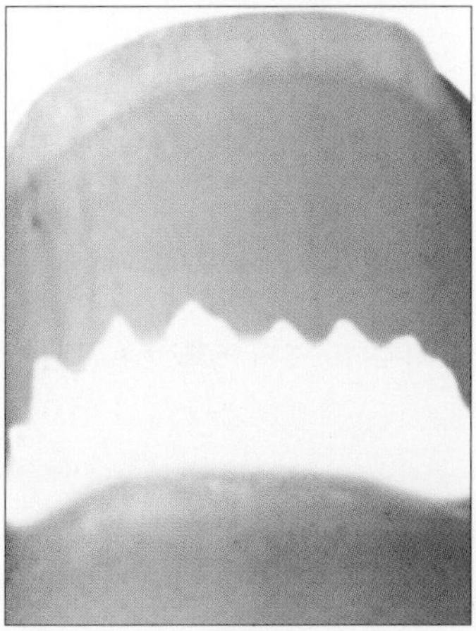

图 5

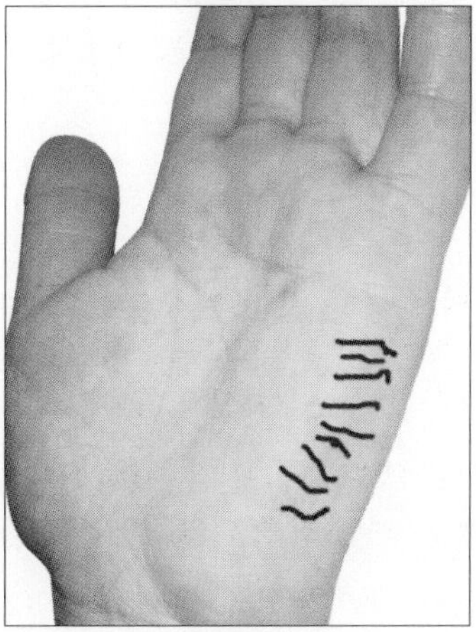

图 6

11. 中指指甲两侧呈方形，提示胃窦炎信号。

12. 双手指端及口唇周有雀斑样黑点，提示肠息肉信号。

旁征：口臭突然严重，舌下静脉变黑，提示胃癌信号。下唇内黏膜上长期出现不受数量大小之限的紫色斑块，提示消化道恶变病信号。肝及消化系统恶变其转移性症候首先表现在左侧颈部淋巴结肿大。

颈细长之人，消化功能差，易患胃病。肚脐偏向自体右侧，提示易患十二指肠溃疡；若肚脐偏向左侧，提示易患大肠疾患。

头皮屑多，洗涤作用不大，双耳孔四周易起皮屑者，提示消化功能障碍。

小孩入睡后，眼皮闭合不全，提示脾胃虚弱无力开阖所致。

腋下有结节性皮疹，提示结肠下段有增殖性病变信号。

**胃及十二指肠溃疡和胃恶变病中医治疗**

**1. 溃疡合剂（《中医杂志》）** 黄芪 20 克，乌贼骨 15 克，白芍、白及各 12 克，香附 10 克，当归、元胡、甘草各 9 克，乌药 7 克，肉桂 3 克。水煎服。

**2. 胃痛灵（《来春茂医镜》）**

组方：鸡蛋壳 500 克，苍术、川芎各 30 克，大黄、肉桂、广木香、佛手各 15 克，草豆蔻 20 克。上药共研末，每日 3 次，每次 3 克，温开水冲服。

主治：胃及十二指肠球部溃疡，慢性胃炎。坚持服用可以治愈。

笔者注：凡胃溃疡患者不能过量食用山楂类食品如山楂卷、山楂糕、果丹皮等，因其能增加胃酸，刺激胃黏膜。

**3. 茶芪散（《吉林中医药》）**

方药：儿茶、白及、乌贼骨各 500 克，黄芪 800 克，金铃子、五倍子、木香、砂仁各 250 克。上药共研末，每服 10～15 克，每日 2～3 次，30 天为一疗程。

主治：胃及十二指肠球部溃疡。

**4. 蒲公英白及散（《四川中医》）**

方药：蒲公英 200 克，白及、元胡、鸡内金、海螵蛸各 100 克，醋炒大黄 30 克。上药共研末，每日 3 次，每次 10 克，饭后温开水送服。

主治：胃窦炎。

**5. 胃癌治疗（《福建中医药》）**

（1）鲜桑白皮 30 克，米醋 90 克，炖 1 小时后 1 次将汤服下或分几次服完。

主治：胃癌、食道癌。

（2）白鹅血治胃癌、肠癌方（来春茂）

用法：家养大白鹅两三只，每周更换 1 次，从翅膀内侧较粗的血管抽血，每次 50～60 毫升，趁血热徐徐咽下。如果找不到白鹅，可用白鸭血代替。

（3）胃癌粉：乌梢蛇、螃蟹、鹿角霜各 100 克，乌贼骨、鸡内金各 50 克。

小火烘干研末，制成水丸或粉内服。每次 6 克，每日 2~3 次。

（4）胃癌经验方（《常见癌症中医治疗》）：常用于 1~2 期。症状为胃脘刺痛，痛有定处，口臭熏人，腹中有块，满不欲食或呕吐陈食。

组方：膈下逐瘀汤（《医林改错》）加减方：元胡、五灵脂、三棱、莪术、香附、桃仁、当归、神曲、三七、炒麦芽、焦山楂、红花各 100 克，蟾皮、赤芍、夏枯草各 15 克，半夏 9 克，蜣螂（屎壳郎）30 克，水煎服或共研末制水丸，每次 6 克，每日 3 次，饭前服。

## 五　肠内寄生虫

肠内寄生虫是小儿及儿童常见病，是蛔虫和蛲虫在肠道内寄生所引起的疾患。蛔虫发病主要原因是由于饮食不洁，生吃未洗净的蔬菜、水果及未熟而带有虫卵的食物。蛲虫发病主要原因是由于饮食不洁，卫生习惯不良。肠内寄生虫病往往是因小儿体质柔弱所引起。蛲虫多寄生在肛门内，常于夜间爬出排卵。虫动则痛，当腹痛时，用手拍压痛处，虫因受震动敛藏不动，常饭前饥饿时腹痛加重，饭后腹痛可减。

**肠内寄生虫在手掌的表现如下**

● 本能线中央处有青色黑点，提示体内有寄生虫信号（见寄生虫掌纹图）。

小儿腹内有蛔虫，多见舌下系带两侧有米黄色赘生物。小儿白睛上出现蓝色、灰色或黑色斑点，提示肠内有蛔虫信号。面部有大小不规则圆形白斑，背光时较明显，皮肤较粗，多无痛感，偶尔有小痒，提示肠内寄生虫信号。

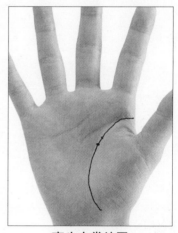

寄生虫掌纹图

## 六　胆囊炎、胆结石

胆囊炎是多种原因引起胆囊内产生炎症的一种疾病，有急性、慢性之分。相当于祖国医学"结胸"、"腹痛"、"胆胀"、"黄疸"、"胁痛"、"少阳病"等病范畴。胆囊炎发病主要原因是：胆囊管梗阻、胆囊内滞留细菌造成感染；胰腺液向胆囊反流；胆道蛔虫等。胆结石形成是指胆汁的成分产生某些变化，胆汁中的胆固醇沉淀出来，并以其沉淀物为轴心，逐渐"滚"大成结石。胆囊梗阻，使停滞胆汁中的核心微物难以"流水不腐"而发炎变质，加快胆结石形成。胆结石病患女性多于男性。另外，有资料报道，长期口服避孕药者，患胆结石比正常人高两倍。同时临床发现胆结石还有遗传倾向。

**胆囊炎、胆石症在手掌的表现如下**

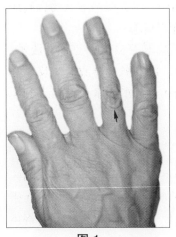

图1

1. 无名指瘦弱，手指背无名指第二节处有黑斑兼有硬皮（见图1），提示胆结石。临床验证，胆囊不好之人，不能过多食用甜瓜，因其易诱发引起胆绞痛。

2. 中年女性双手背有黑色素斑块，或手背皮肤几乎变成褐色，多为胆囊结石切除史（见图2）。美国一家科学杂志报道，胆囊切除后，由于胆汁持续不停地渗入肠道与细菌发生作用，便会在肠内产生某种致癌物而易患肠癌。所以，胆囊切除之人，要保持大便通畅。

3. 右手食指下掌面巽位有方形纹、十字纹，提示胆囊炎、胆囊息肉信号（见图3）。

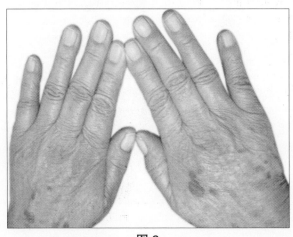

图2

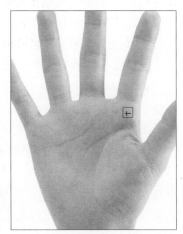

图3

4. 右手巽位有明显米字纹，或方形纹内又有十字纹、井字纹，均提示胆结石症（见图4）。若巽位皮厚兼凹状，提示胆囊切除之迹。

5. 中指甲面有链状纵纹，提示胆结石，纹由甲根向上浅而短，提示病轻（见图5）。无名指甲面有方格稿纸样变化纹路，同时手指背第二关节处均为褐色，提示胆结石、胆管结石（见图5）。胆结石患者大多脸下部较宽呈梯形。手指短，手皮肤较粗，小指指甲面有几条横沟，提示要积极预防胆囊性疾患。

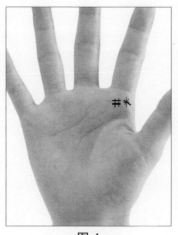

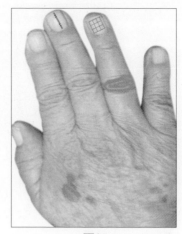

图 4　　　　　　　　　　　　　　　　　图 5

| 七 | 慢性肝炎 |
|---|---|

　　肝脏是人体最重要的消化器官之一，人体各种物质的代谢、胆汁的生成、热量的产生、解毒等，都离不开肝脏。如果不幸患上肝炎，则应引起重视，应去医院确诊，是属于哪种类型的肝炎，由医生进行对症治疗。

　　**慢性肝炎在手掌的表现如下**

　　1. 有浅浅的肝分线或肝分线上有小竖干扰线，提示慢性肝炎史（见图 1）。

　　2. 感情线起端有大分叉，提示幼年患肝炎或伤寒史（见图 2）。

　　3. 生命线有朱砂点，全掌面有红、白、紫 3 种色点，提示肝功能障碍（见图 3）。

　　4. 有肝分线，食指甲面有明显的横沟，提示慢性肝炎史（见图 4）。手掌无肝病信号线纹时，食指甲面有横沟，提示此人患有慢性皮肤病；若有浅浅的漫

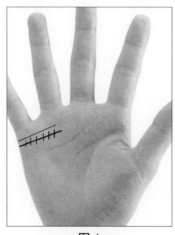

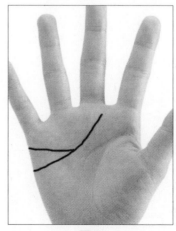

图 1　　　　　　　　　　　　　　　　　图 2

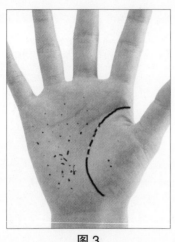

图3

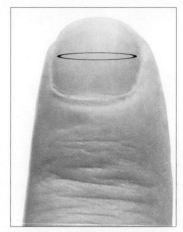

图4

平状横凹沟，提示肝功能弱所致脾胃消化功能差。

## 八　肝损伤

各种肝病都会对肝脏造成损害，某些不良饮食习惯、情绪、药物等也会对肝脏造成损伤而导致肝功能下降。

肝损伤在手掌的表现如下

1. 有明显的肝分线或肝分线上有岛纹，提示此人过量饮酒或患过肝病致脏功能弱（见图1）。

2. 无论左右手有肝分线延长穿凿变主线一样粗窜入大拇指掌面内，提示肝恶变病先兆（见图2）；若肝分线延长线变异不压住三大主线、跃式走入大拇指掌面趋势，提示暴饮酒导致肝功能障碍（见图2）。笔者大声疾呼提醒酒鬼酒仙

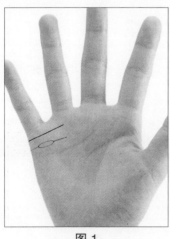

图1

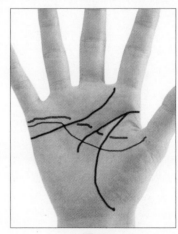

图2

们：健康的生活方式、生活行为比世界上任何高明的医疗技术更重要。

肝损伤患者不宜多吃的食品有：①巧克力及各种甜食。②葵花籽。③松花蛋。④味精。⑤方便面。⑥腌制及罐头食品，如香肠等。总之，肝损伤患者应食用能帮助肝细胞修复的食物。

## 九　肝硬化（癌）

肝硬化是指肝脏发生硬化性病变，这是一种常见的慢性、进行性肝脏疾病。引起肝硬化的原因包括病毒性肝炎、酒精中毒、工业毒物或药物、胆汁淤积、血液循环障碍、代谢紊乱、营养失调等。肝癌是临床常见的一种癌症，多见于40~60岁，男性多于女性。据报道，我国肝癌的发病率和死亡率占全部恶性肿瘤的第三位，仅次于胃癌、肺癌。

肝硬化（癌）在手掌的表现如下

1. 本能线只走到全程一半，提示此人有家族性肝硬化病史（见图1）。若双手均有此纹，临床价值更大。

2. 非健康线同变异的肝分线合成一条如主线一样粗，提示肝脏恶变病先兆（见图2）。

3. 右手食指下巽位发黑，或有方形纹几乎占满全巽位，提示肝癌先兆（见图3）。手中指同无名指缝下掌面处皮肤变厚，显褐色，提示肝脏恶变病信号（见图3）。

4. 手掌明堂位靠本能线处有硬结，提示肝病；发黑，提示肝脏恶变病信号（见图4）。大拇

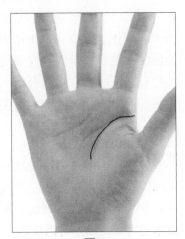

图1

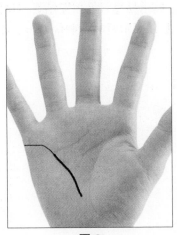

图2

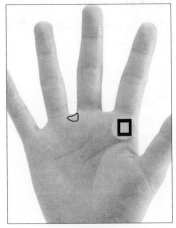

图3

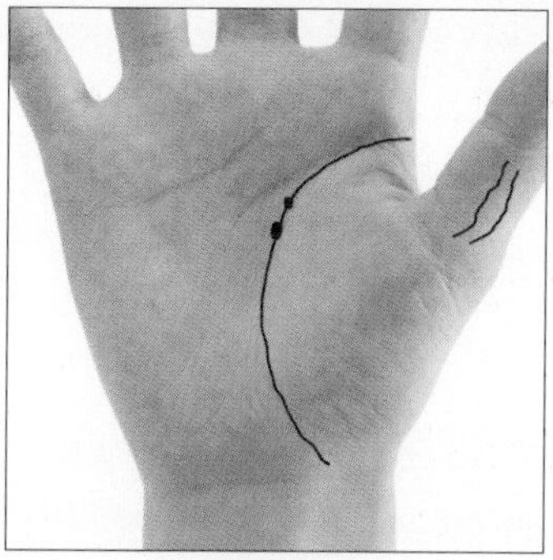

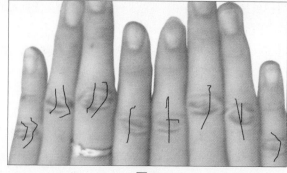

图 4

图 5

指两侧有血管浮露，提示肝硬化先兆（见图4）。

5. 十指指背部均有静脉怒张出现，提示慢性肝病，警惕易变成肝癌（见图5）。

旁征：十指指甲变成明显的弯状，同时甲色深红，甲根皮囊部位呈咖啡色，提示肝硬化早期信号。十指甲枯白色，提示肝病严重。十指甲无外伤，甲面出现条状白色，提示肝肾同病。十指甲面有片状黑乌云斑，提示肝癌。十指指甲多数有嵌入肉内，提示肝病。十指甲面上出现明显不均匀的纵线纹，提示肝病先兆。口中有黏土臭味，提示肝硬化先兆。 鼻尖发硬，提示肝硬化先兆。

## ✚ 泌尿系结石

肾结石、膀胱输尿管结石、前列腺结石，属祖国医学"石淋"范畴。其主要原因是湿热积于下焦，或湿重于热、热又重于湿，使尿液累受煎熬，肾脏中钙、草酸浓度增高，沉淀后渐渐形成结石。其症状为腰痛、腹痛牵阴，小便次数多而短涩，或尿时困难有痛感。

**泌尿系结石在手掌的表现如下**

1. 本能线凝敛而较短，约占全线长 2/3，提示易患肾及尿路结石（见图1）。

2. 若较短的本能线末端有小岛或末端中断，提示肾有囊肿信号（见图2）。

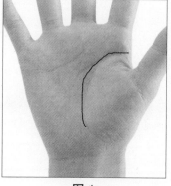

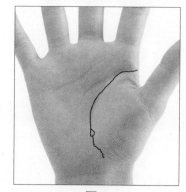

图 1

图 2

3. 双手掌地丘中央处有小凹坑，或有米字纹、小方形纹符号，或小指下坤位有三角纹、米字纹，均提示前列腺结石信号（见图3）。

4. 小指甲面出现白色斑块或斑点，提示尿路结石信号（见图4）。

5. 长时间人中起小米粒样红色丘疹，提示尿路结石信号。

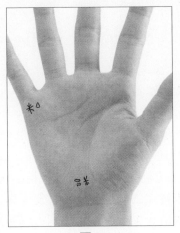

图3

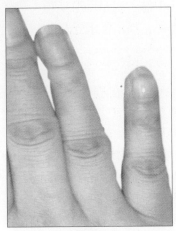

图4

## 十一　肾　疾

肾疾在这里指肾脏病。肾是先天之本，是生命之根本，是阴阳之枢纽，荣卫之根底。

**肾脏病在手掌的表现如下**

1. 本能线下端线上有小方形纹，提示有肾囊肿倾向（见图1）。

2. 感情线直贯全掌，提示尿频、肾炎之信号（见图2）。

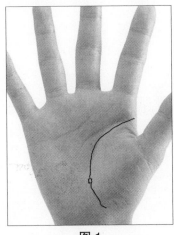

图1

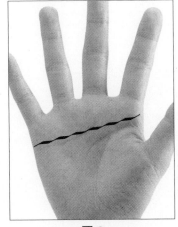

图2

旁征：①哪侧脚腕突然间粗大，提示哪侧肾有病。②耳轮上部边沿短时间形成一"凹"缺口，提示肾脏有疾患信号（见图3）。③脸部和双脚若同时出现浮肿，提示肾有病。若双脚肿胀逐渐延伸到双膝，提示心脏病信号。④早晨起床双眼上皮浮肿，提示肾水泛上。

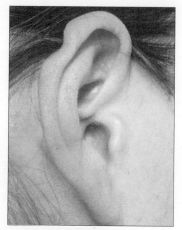

图3

## 十二　急、慢性肠炎

急性肠炎多在进食刺激性食物，或暴饮暴食，或腹部受寒凉，或食变质有毒之食物而引起肠道急性炎症。一年四季均可发生，但以夏秋两季发病率最高。起病急骤，腹痛，拉黄水样稀便。

慢性肠炎是肠壁黏膜的慢性炎性病变，多因肠道慢性感染或炎性疾病所致，有时因食物过敏或精神因素也可诱发。临床特点为病程缓慢，反复发作，缠绵难愈，属中医学的"泄泻"范畴。泄泻主要由于湿盛与脾胃功能失调所致，是常见的脾胃病症，以夏秋两季易发作。泄泻以大便清稀为临床特征或大便次数增多，粪质清稀，常因饮食、情感、劳倦或腹部受寒而诱发，或急性肠炎误治延治迁延而成，为脏腑功能失调而成。"久泻皆由命门火衰，不能专责脾胃"，这是前贤诲后学之法度。

**急、慢性肠炎在手掌的表现如下**

1. 本能线靠大拇指内侧有细长岛样副线，提示患泄泻较久（见图1）。将大苹果烤熟，每日空腹食一两枚，效佳。

2. 若双手金星丘处青黑色，提示近几天腹泻（见图2）。

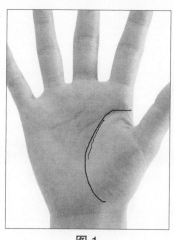

图1

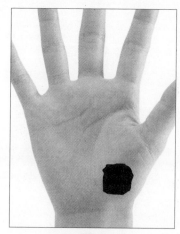

图2

3. 十指甲前端甲缘下发红，提示急性肠炎（见图3）。

4. 双鼻孔一周发红，为肠道有疾患。

5. 十指甲面有紫色纵线纹，提示大肠恶病变信号，其甲面纵线色泽与疾病轻重有关。

**防治方法**

1. **按穴**　经常点压刺激食指靠大拇指内侧，指甲角外约1分处的商阳穴，可防治胃及大肠功能衰退（见图4）。

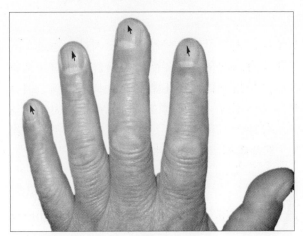

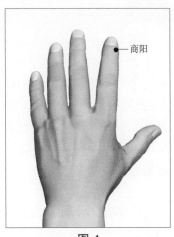

商阳

图3　　　　　　　　　　　　　　　　图4

2. **药物**　氟哌酸1片，甲硝唑1片，维生素 $B_2$ 2片，饭前半小时内服。每日3次，连续7～10天。对急慢性肠炎有效。

3. **判断病因小绝招**　小儿腹泻肛门口望诊法：红肿为湿热泻；色红不肿为伤食泻；青乌色为脾肾双虚泻；不红不肿为脾虚泻。无论小儿或成人腹泻，大便完毕用卫生纸擦肛门时，一两下能擦干净为实泻；若好几次才能擦干净，为脾虚泻。如果一个人患有顽固性腹泻用药不效，多为胰源性腹泻，为糖尿病引起。

**十三　胰腺炎**

胰腺炎是指由各种不同原因所引起的胰腺实质和导管慢性、进行性的炎症，破坏和纤维化的疾病。是由于饮食不节，暴饮暴食，过食油腻，慢性酒精中毒，代谢失常，慢性胰管阻塞，胰腺附近器官如胆囊、胆道病变、胰血管病变所致。其临床特点：突然出现持续性的上腹部剧痛，伴有发热、恶心、呕吐、全腹均有痛感，以致血清与尿淀粉酶活力增高，重者可发生腹膜炎和休克。慢性胰腺炎属中医的"腹痛"、"胁痛"、"心胃痛"等病范畴。

胰腺炎在手掌的表现如下

● 十指甲前甲端下出现红色片状（见胰腺炎掌纹图），未感冒时，大拇指白色月眉呈红色，均提示胰腺炎病信号。经常性上腹左侧或肚脐一周有钝痛，提示慢性胰腺炎或胰腺癌先兆。若一个人鼻子上出现肿块，提示胰腺或肾脏有疾。

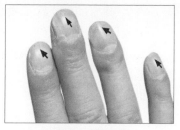

胰腺炎掌纹图

## 十四　便　秘

便秘是消化系统中的一种常见病，大便干燥、坚硬、排便困难，超过 2 天以上者为便秘。主要分为结肠便秘与直肠便秘两种，前者是指食物残渣在结肠中行进过于迟缓而引起的便秘，后者是指食物残渣正常并及时到达直肠，但在直肠滞留过久所引起的便秘，又称排便困难。便秘的发病原因很多，主要有饮食不当，久坐不动，进食太少，水分缺乏，食物缺乏纤维素，过食辛厚，气机阻滞，营养不良，排便动力缺乏，部分肠梗阻，腹腔肿瘤，溃疡病，子宫肌瘤，卵巢囊肿，肛裂，痔疮。

便秘在手掌的表现如下

1. 本能线下端处有细支线走流到地丘位，为便秘线，线长提示习惯性便秘（见图 1）。

2. 大鱼际处有血管露显，提示大便干燥（见图 2）。

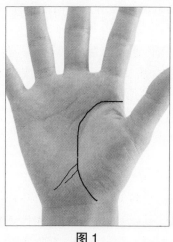

图 1

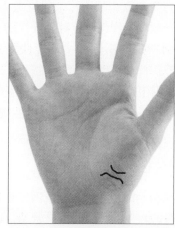

图 2

3. 脑线很浅或无脑线，或既浅又短，提示此人自幼患习惯性便秘（见图3）。临床发现：口臭之人常便秘。手掌主线明晰，几乎无干扰线，示肾阳足自可耐寒。全掌干扰线多或手掌纹细杂而多，提示此人怕冷，易感冒，习惯性便秘。两太阳穴处有蚯蚓团样静脉浮露，提示长期便秘。鼻两旁笑纹（也称鼻隧纹）紧靠口角，或短，提示习惯性便秘。《灵枢经·师传第二十九》曰："鼻隧以长，以候大肠。"临床体质较好的小儿若头顶"污垢"色黑，提示便秘或食滞；若"污垢"较多呈褐色，提示腹泻或消化不良，临床多见慢性病反复发作的体弱小儿。

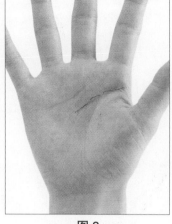

图3

### 便秘中医治疗

**1. 单方** （1）决明子研末，每次服 3~6 克，每日 2~3 次，疗效可靠。

（2）生白术 60 克，水煎服，每日 1 剂。

（3）制首乌 10 克，当茶泡服。

**2. 老年性便秘（习惯性）** 威灵仙 20~30 克，肉苁蓉 10 克，水煎服。气虚者加黄芪、党参。威灵仙用量根据患者体质之强弱加减而用。

**3. 小儿便秘方** 大黄 3 克，冰片适量，共研末，温开水调糊敷脐处，每日 1 次。

**4. 非药物治疗各种便秘法** 仰卧，在患者腹部用手掌走圈按摩，顺时针 60 次，逆时针 60 次，每日 2 次。患者也可双手交替自我按摩，治便秘百发百中。贵在坚持。

**5. 脾约丸治便秘**

组成：蒸大黄 200 克，火麻仁 15 克，枳实、厚朴、赤芍各 65 克，杏仁 35 克。上药研末制成小蜜丸，空腹服下，每日 2~3 次，每次 6~9 克。

**6. 顽固性便秘方（痰秘）**

处方：生白术 30 克，莱菔子 15 克，羌活、柴胡、半夏各 10 克，枳实、防风、厚朴各 9 克，柏子仁 12 克，甘草 6 克。水煎服。每日 1 剂。

主治：大便不爽而不干，痰涎裹黏随粪便而下（注：此便秘不可用麻仁丸之类，如同泥中加了油，使痰油交集难便下）。

**7. 多饮水** 水能净化万物。故，建议便秘之人尽量多饮水，以排泄体内废物毒素。

**8. 内伤便秘者** 随着生活水平的提高，饮食结构的改变，内伤便秘的人越来越多。对腹胀燥屎者，应用《伤寒论》大承气汤：大黄 12 克（后下），枳实 9 克，厚朴 15 克，芒硝 12 克（冲化）。水煎熬服 1~2 剂即可。若简单通便，不能荡涤其邪，泻其火，则正气不复。

---

**十五　阑尾炎**

阑尾炎是指阑尾腔的梗阻和细菌感染刺激而发生的炎症。本病多由于饮食

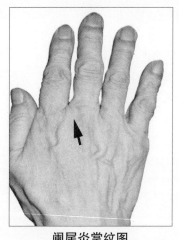

**阑尾炎掌纹图**

不节，饭后剧烈活动，细菌感染，阑尾位置异常，管腔狭窄及部分梗阻，受阑尾腔内异物、粪石、寄生虫和寄生虫卵沉积物等刺激所引起。急性单纯性阑尾炎如经非手术治疗不当都可引起慢性阑尾炎。阑尾炎的症状为右下腹固定压痛和疼痛，经常感觉到右下腹隐痛，尤其是在三餐后急步行走时为甚，可反复多次发作，食欲减退，恶心呕吐，腹泻、便秘等症。严重时可出现发热，恶寒，腹肌紧张，压痛范围扩大或反跳痛，甚至并发盆腔脓肿或腹膜炎。梗阻是引起本病的重要原因。

**阑尾炎在手掌上的表现如下**

● 手背食、中二指缝交叉处皮肤发硬，或影响食指灵活活动，或食指有麻木感，提示阑尾炎信号（见阑尾炎掌纹图）。

**中医治疗阑尾炎**

**验方** 金银花、玄参、地榆、当归、黄芩各 20 克。生薏苡仁 30 克，麦冬 12 克，水煎服。此方对急慢性阑尾炎效果理想。

## 十六　痔　疮

痔疮是指肛门、直肠下端静脉曲张，静脉血液回流受阻，所出现的青紫色、圆形或椭圆形包块状的疾患。在齿线以上，表面覆盖黏膜的称内痔；在齿线以下，表面覆盖皮肤的称外痔；内外痔连为一体的称混合痔。痔疮的发病原因主要是久坐，久立，嗜食辛辣，出汗后常坐于潮湿、寒凉之地，怀孕、经常便秘、腹泻等因素使肛门内外静脉血液回流受阻所致。

临床表现：内痔的主要症状是在大便时有少量鲜红色血液滴出，不与粪便相混，但不疼痛。较大内痔可从肛门脱出，有的可自动缩回或患者用手推回，有的因不能缩回而发炎、肿胀，引起肛门剧烈疼痛。有些病人因反复出血而发生贫血。根据病情可将内痔分为三度：没有明显自觉症状，仅有大便出血为Ⅰ度；大便时有出血和痔疮脱出，而脱出能自动缩回为Ⅱ度；大便时有出血和痔疮脱出，而脱出不能自动缩回必须用手推回为Ⅲ度。外痔一般不产生症状，只是有时有发痒现象，排便时用力过猛，可造成外痔静脉破裂，在皮下形成血栓，此时肛门部会有剧烈疼痛，并出现紫黑色圆形硬块，触痛明显。

痔疮在手掌的表现如下

1. 玉柱线起端有竖形小岛纹，提示痔疮（见图1）。
2. 地丘有几个小竖岛纹，提示久坐之人，患有痔疮，便秘（见图2）。

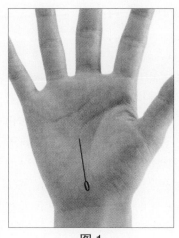

图1

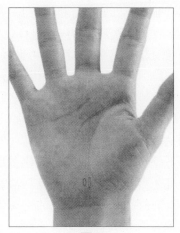

图2

　　旁征：走路时用掌或拳头频频敲打自己臀部者，或坐时口紧闭，臀部一半放空不挨椅子，均提示痔疮发作疼痛难忍。双耳痔穴位有白色或褐色斑点，或有小结，提示痔疮日久。上唇系带上有小肉结，肉结在右侧，提示痔疮在对应肛门右侧，左侧对应左侧。肉小结偏中上，提示痔核在肛门截石位（仰躺）如钟表四五点处，正中靠下，提示痔核在肛门截石位十至十二点处。观系带发红，提示痔疮正疼痛发作。凡有外痔必先有内痔，意内痔给外痔输入营养所致。如同植物的根与枝干关系一样。双目白睛外下方处有可见的毛细血管向瞳孔方向爬行，提示已患痔疮。牛马等四肢爬行动物不会患痔疮，因为它们躯体前俯，肛门位置翘高，对直肠血流有利。有学者根据动物之模型将一条狗双前足长时间扶高，结果狗也同样患痔疮。

### 痔疮中医治疗

#### 1. 外治方

　　（1）瓦松、鱼腥草各20克，五倍子、乌梅肉各15克，海皮硝60克。加水1500毫升，熬至500毫升。带渣汁倒入痰盂内。待热坐上熏之，后用干布擦干睡觉，每晚1次。不宜直接坐浴治疗。

　　（2）明矾、白糖、五倍子、大黄等量。共研末，入锅内微火软化后待温，制成感冒胶囊样大小，每晚睡前坐热浴后，塞入肛门内一粒即可。

#### 2. 消痔灵治痔法

用20毫升玻璃针管抽注射用水5毫升，再抽盐酸利多卡因5~10毫升，再抽消痔灵注射液10毫升，合计20毫升混合。制剂完毕，换上5号齿科长细针头，让患者侧卧尽量屈腿使其充分露凸肛门部位。在喇叭口肛门镜作用下，先注射小内痔核，再注射大痔核。小痔核一针即可，大痔核需注射上、中、下三针，持针时，用食、中二指紧夹针管，向痔核直刺时两指自然放松向前，两指感到向前弹刺不动为宜，再推药液，推时慢慢向外推拉。使痔核表面有毛细血管可见时停推。注意：推药液时不要看针管计量，只看痔核变化即可。此种方法称无痛治痔法，且效果理想。

**3. 鹿功治疗痔疮介绍**　鹿功俗称提肛功。就是自然放松站立（坐卧均可），先收紧肛门，再向上提，这样反复最多 10 次即可，多则有害。每日 3~4 次。一般人不得其奥妙秘笈，盲目做缩肛运动，效果欠佳。提肛时，要意念感到有一股气流沿着脊柱直串头顶，这是不传之秘。这种以肛门为电动机的上乘养生功法就可以把无法直接加以锻炼的性腺、肾上腺、胰腺、胸腺、甲状腺、脑下垂体、松果腺 7 个腺体予以用气推动。如此坚持不但可以治便秘痔疮，而且还可以增强自体免疫功能，消除疲劳，治早泄和前列腺疾病，也是简而易行地把人体之"炉"的性腺锻炼得更强的一门技术，说起来容易，但贵在坚持，习惯成自然却难。鹿是不停转着小尾巴挤缩肛门运动方面的"专家"。它疾驰如风，矫健长寿，且生殖力特强，鹿茸、鹿角又是补阳的高级滋补品。这正是古代养生专家按鹿的这个挤肛原理用到人身上，称为提肛运动，有效且传之久远不朽。

**4. 预防**　痔疾患者应忌酒、辛辣食物，避免久坐。

# 第四部分　其　他

## 一　乏力症

乏力症也称疲乏，是指精神困倦、浑身肢体无力懈怠的临床症状。古代医著记载称，"怠惰"、"体惰"等名。乏力是临床上极为常见的症状，几乎各种急慢性病症均可出现不同程度的乏力。也有患者（包括儿童）去医院查不出任何病来，但整天疲乏无力，易倦、易盹睡。

**乏力在手掌的表现如下**

1. 本能线下端有长细岛纹，提示乏力症（见图 1）。间断状通贯掌之人，提示体质差，乏力症（见图 1）。

2. 双手大拇指呈明显的细腰状，提示乏力症（见图 2）。十指比常人手指柔软（向后背弧度大），以大拇指为最明显，提示常常乏力，无精神。双

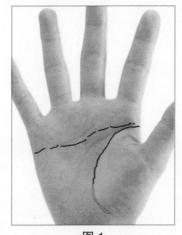

图 1

目白眼红血丝多，为疲劳、熬夜、失眠所致。

**乏力症中医治疗**

**1. 食疗** 黄精 30 克，枸杞子 10 克，炖汤饮。

**2. 治乏力症验方** 仙鹤草 90 克，淫羊藿 20 克，仙茅 9 克，焦山楂 15 克，大枣 10 枚，枸杞子 10 克。每日 1 剂，水煎两次分服。名为：三仙二果一子汤。对腰酸腿困乏力者去大枣、焦山楂，加五加皮、杜仲皮。名为：三仙二皮一子汤（系作者经验方，原载《中国中医药报》2003 年 8 月 21 日）。

**3. 预防** 避免过度疲劳，加强营养。

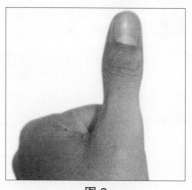

图 2

## 二　多形性日光疹皮炎

多形性日光疹皮炎是一种原因不明的光变态反应皮肤病，其特点是日光照射后，出现多种形态的皮疹，常反复发作，病程慢性。本病多见于青年女性，夏季好发，可持续数年，皮损多见于面、颈、胸、手背、前臂等露出部位，以红斑、丘疹、小水疱等多种形态为症状，属中医学的"日晒疮"、"夏日沸烂疮"、"吹花癣"范畴。

**日光疹皮炎在手掌的表现如下**

● 手掌有双条过敏线，或有一条标准的过敏线，提示过敏体质，易患接触性皮炎、多形性日光疹皮炎（见皮炎掌纹图）。

**多形性日光疹皮炎中医治疗**

强阳光下打伞，戴草帽，穿长袖是预防本病的主要措施。

**1. 外用**

（1）贯仲、徐长卿各 50 克，水煎待凉敷。

（2）马齿苋 60 克，黄柏 10 克，水煎待凉敷。

（3）黄连 10 克，龙胆草 15 克，水煎待凉敷。

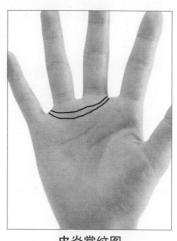

皮炎掌纹图

**2. 单方** 青蒿 30 克，水煎当茶饮。每日 1 剂。

**3. 经验方** 生地、青蒿各 30 克，野菊花 10 克，白茅根 15 克，丹皮 12 克，生槐花 18 克，茵陈 9 克，藿香 10 克。水煎服，1 日 1 剂。

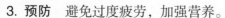

### 三 风湿性关节炎

风湿性关节炎是运动障碍性疾病。此病是世界上发病率较高的一种疾病，尤其是中、老年人和女性患此病者居多。本病与溶血性链球菌感染、潮湿、寒冷、疲劳过度、素体虚弱、气血运行不畅、机体防御功能低下及损伤、营养不良等因素有关。中医将关节炎归于"痹证"范畴。

临床表现：典型表现为游走性多关节炎，多见于膝、踝、肩、肘、腕、髋等较大关节，常是对称性的；受累关节局部呈红肿、疼痛、热的炎症表现，活动受限。本病痊愈后，关节功能完全恢复，不遗留关节强直和畸形等病变痕迹，但常反复发作。

**风湿性关节炎在手掌表现如下**

1. 双手掌及指甲光亮，提示风湿性关节炎。本能线末端分大叉纹，肝分线延至中指下交感情线，提示关节炎、腿痛（见图1）。

2. 小指下感情线上掌面有几条明显竖线，提示下肢易疲劳（见图2）。

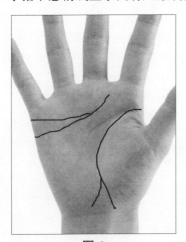

图1

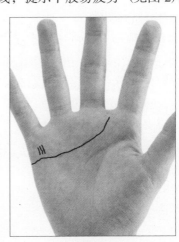

图2

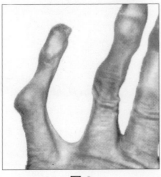

图3

3. 手指变形，为严重的类风湿性关节炎（见图3）。

旁征：耳轮上方有一小硬肉结，称痛风石，提示腰腿某部位有增生信号，并有疼痛感。

**关节炎腿痛中医治疗**

**1. 外治**

（1）小蓟治关节炎：新鲜刺狗牙（小蓟）一把，蓖麻籽取仁一小把。两者同捣如泥状，用药在双膝关节炎痛处反复搽，每侧搽6分钟即可，不宜搽时间长，以免中毒。约 30 分钟后，双膝皮肤出现许多密集小红白尖丘疹。（作者经验方，原载《中国民间疗法》）。

（2）骨搽灵验方：生川乌、生草乌各 30 克，徐长卿 20 克，雪上一枝蒿 15 克，樟脑、冰片各 10 克，生半夏 10 克，生南星 15 克，细辛、花椒各 6 克，蟾酥 12 克。上药研粗粉用 70% 酒精 600 毫升浸两天后外搽。

主治：各种关节疼痛及一切痛证。

**2. 姜春华治痹方**

处方：制川乌、威灵仙、怀牛膝、独活各 9 克，生地 60 克，蚕砂、秦艽、豨莶草、五加皮各 15 克，乌蛇 6 克。其中制川乌先煎 15 分钟。每日 1 剂，水煎服。重者每日 2 剂，分 4 次服。

朱炳林教授临床应用此方随证加减：行痹加防风 10 克，丹参 15 克；痛痹加细辛 5 克，桂枝 6 克；着痹加薏苡仁 15 克，苍术 6 克，茯苓 20 克。若痰湿留滞经络则生地减量，酌加白芥子、海桐皮；在上肢者酌加羌活、桑枝、桂枝；在下肢者酌加防己、木通、黄柏。

**3. 蝎蛇散（朱良春）**

处方：全蝎 15 克，钩藤 30 克，炙蜈蚣 10 条，金钱白花蛇 20 克，六轴子（即闹羊花之种子，有剧毒）4.5 克。

用法：上药共研细末和匀，分 10 小包，每服 1 包，第一天用温开水冲服 2 次，以后每晚服 1 包，服完 10 包为一疗程。

主治：关节性疼痛。专治类风湿关节变形或骨质破坏而致剧烈疼痛者。还对增生性脊柱炎，坐骨神经痛，甚则癌瘤因肿块浸润，压迫而致剧烈疼痛者有明显效果。

预防：冬天注意保暖，避风，忌潮湿地久居。

## 四　阳痿、早泄

北京中医药大学著名男科专家王琦教授说：阳痿就是阴茎不能有效勃起，不能置入阴道，不能进行性交全过程，这种情况持续 3 个月以上称阳痿。勃起动态过程描述是：大于 90° 为良好，小于 90°～70° 为举而不坚，小于 60° 为差。他又说，要靠理论把握要领来治疗。

一般临床上把阳痿分为原发性和继发性两种。就是从未有过成功性交的叫原发性阳痿，曾有过正常的性生活，但后来因一些原因而发生不能正常的性生活，称为继发性阳痿。其病因为：①房事过度，频犯手淫，肾气损伤。古代医家论频犯手淫：非法出精，百倍胜于房事也。②恐吓大惊，心肾受损。③思虑心烦，过度频洗冷水澡。④久患泌尿系感染。⑤肝气郁结，湿热下注等。

阳痿与早泄不同，早泄是欲同房时，阴茎能勃起，但不自觉地过早射精，

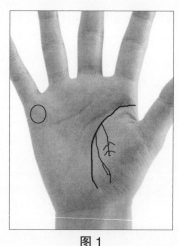

图 1

射精之后因阴茎痿软遂不能进行正常性交。两者比较早泄轻而阳痿重。

阳痿在手掌的表现如下

● 从本能线上靠拇指内侧，生出弯曲的支线，支线两侧又生小支线，或支线上有小岛纹。手掌坤位呈塌陷凹坑；掌根外缘有凹坑，以上均提示阳痿信号（见图1）。

青壮年男性门牙发白引人注目，提示正患早泄。

有人有借酒助性之恶习，岂不知最终可损人体真阳，加速性衰退。《内经》曰："今时之人不然也，以酒为浆，以妄为常，醉入房，以欲竭其精，以耗其真。"有人爱以市场上的"伟哥"之类来增加性功能，但过度性生活，性能力也会减退。正常人没有必要服壮阳药。有人在过度疲劳情况下过性生活，又无充足睡眠，可慢慢地转变致阳痿。须知：雄性激素之分泌要在人睡眠中才产生。

阳痿、早泄中医治疗

2002年6月19日午，笔者在北京中医药大学参加"王琦男科病临床治验学习班"时，王教授讲"临床用药思路和方法"时说："只有深厚的理论，才能应用好，掌握好，才能制造理论，才能想问题。一定要有思想，提出论点，思想能解决普遍问题，而某些经验方只能解决个别问题……"

**1. 阳痿论治（《王琦男科学》）**

（1）肝气郁结证

临床表现：阳痿伴见胸胁胀满，或窜痛，善太息，情志抑郁，咽部如物梗阻。舌淡少苔。

治法：疏肝解郁。肝郁化火者宜疏肝解郁清热。

方药：逍遥散合四逆散加白蒺藜、金铃子、醋元胡。

（2）肝气横逆证

临床表现：阳痿伴见胸胁胀满疼痛，急躁、易怒。

治法：平肝镇逆。

方药：逍遥散加龙骨、牡蛎、石决明、白蒺藜、羚羊角粉。

（3）肝经湿热证

临床表现：阳痿伴见阴囊潮热，或臊臭坠胀，阴囊瘙痒，胸胁胀痛灼热，厌食，腹胀，口苦泛恶，大便不调，小便短赤，肢体困倦。舌质红、苔黄腻。

（4）瘀血阻络证

临床表现：阳痿伴见睾丸刺痛，胸胁胀闷窜痛，性情急躁，胁下痞块，或腹腰、阴部刺痛。舌质紫暗或有瘀斑点。

治法：活血化瘀通络。

方药1：蜈蚣达络汤（蜈蚣、川芎、丹参、赤芍、水蛭、九香虫、僵蚕、柴胡、黄芪、紫梢花、牛膝）。

方药2：血府逐瘀汤加水蛭、地龙、路路通。

（5）命门火衰证

临床表现：阳痿兼见面色白，或黧黑，头晕耳鸣，精神萎靡，腰膝酸软或疼痛，畏寒怕冷，或肢冷下肢为甚，大便久泄不止，或完谷不化，或五更泄，水肿腰以下甚，按之不起。舌淡胖，苔白。

治法：温补命门之火。

方药：寒谷春生丹（鹿茸、仙灵脾、巴戟天、肉苁蓉、韭菜籽、杜仲、仙茅、蛇床子、附子、肉桂、熟地、当归、枸杞子、枣皮、人参、白术）。

（6）肾阴亏证

临床表现：阳痿伴见腰膝酸软、眩晕耳鸣、失眠多梦、遗精、形瘦、潮热盗汗、五心烦热、咽干颧红、溲黄便干。舌红少津。

方法：滋阴补肾。兼有阴虚火旺者，宜滋阴补肾，兼清虚热。

方药：左归丸（《景岳全书》）。

阴虚火旺者，宜上方加生地、丹皮、女贞子、旱莲草等清虚火药物，以滋阴降火。

（7）寒滞肝脉证

临床表现：阳痿伴见少腹牵引睾丸坠胀冷痛，或阴囊收缩引痛，受寒则甚，得热则缓。舌苔白滑。

治法：温经暖肝散寒。

方药：暖肝煎加枣皮、九香虫、仙茅、仙灵脾、巴戟天。

（8）胆虚惊恐伤肾证

临床表现：阳痿伴见悸动易惊，胆怯多疑，夜多噩梦。舌苔薄白。

治法：益肾补肝，壮胆宁神。

方药：启阳娱心丹（人参、菟丝子、当归、白芍、远志、茯神、石菖蒲、生酸枣仁、砂仁、白术、山药、甘草、柴胡、橘红）。

（9）肝血虚证

临床表现：阳痿伴见眩晕耳鸣，面色无华，夜寐多梦，肢体麻木，关节拘急不利，爪甲不荣，视力减退。舌淡苔白。

治法：归脾丸（汤）。

（10）痰湿阻络证

临床表现：阳痿伴见形体肥胖，胸闷心悸，目窠微浮，胃脘痞满，痰涎壅盛，舌胖大有齿痕，苔白腻。

治法：化痰、祛湿、通络。

方药：僵蚕达络饮（白僵蚕、防己、苍术、半夏、陈皮、茯苓、瓜蒌、薏苡仁、黄芪、露蜂房、生蒲黄、九香虫、桂枝、路路通）。

（11）脾胃气虚证

临床表现：阳痿伴见纳少腹胀、饭后尤甚、大便溏薄、肢体倦怠、少气懒言、面色萎黄或白、浮肿或消瘦，舌淡苔白。

方药：九香长春饮（九香虫、露蜂房、人参、黄芪、白术、茯苓、泽泻、山药、白芍、桂枝、炙甘草）。

## 2. 中成药治疗

（1）金匮肾气丸　长期服可增强体质，提高性兴奋，达到治阳痿之目的。

（2）六味地黄丸　用于肝肾阴虚阳痿。

（3）龙胆泻肝丸　用于肝经湿热所致阳痿。

（4）五子衍宗丸　用于肾虚遗精，阳痿早泄，不育，小便后余沥，小便不清者。

（5）逍遥丸　用于肝气郁结所致阳痿者。

## 3. 验方

（1）蜈蚣 30 克，三七 20 克。共研末每次 3～5 克，温开水冲服。朱良春教授说：治阳痿勿忘有蜈蚣。

（2）淫羊藿、菟丝子等量研末，每次 6 克，温开水冲服。

（3）抗痿灵：蜈蚣、甘草、白芍等量研末，每次 6 克，温开水冲服。

（4）高血压引起阳痿：葛根、川牛膝各 20 克，代赭石 30 克，麦芽、山药、川楝子各 10 克，羚羊角粉 0.3 克（冲服）。水煎服，1 日 1 剂。

（5）肥胖性糖尿病性阳痿

方药：桃红四物汤（桃仁、红花、川芎、白芍、地黄、当归）加大黄。水煎服，能够医治血糖升高。

（6）穴位治阳痿、早泄：每晚入睡前按摩或用香烟温灸手腕处的神门穴，配小指上的命门穴（见图 2、图 3），每次 10 分钟。坚持 10 天，效果理想。

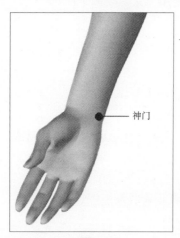

图 2

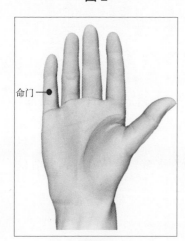

图 3

**4. 预防护理**

(1) 起居有常，以免湿热内生。勿酒后同房。

(2) 性生活时心情舒畅，娱可治痿，郁可致痿，避免突然受惊吓。

(3) 房事不要过度过频。

## 五　性功能障碍

性线位于坤位外缘感情线上方 1/2 处，长度以不超过小指中垂线为佳。性线也称结合线，正常有两三条，清晰平直不间断，代表性功能，泌尿生殖系统。

**性功能障碍在手掌的表现如下**

1. 性线前端出现"十"字纹，提示性生活有障碍（见图 1）。女性若身体既小又单薄，加之十指指腹"斗"纹有 8 个以上者，提示生殖发育有障碍，多为原发性卵巢功能障碍。

2. 性线呈弯曲状，提示泌尿系有反复感染史（见图 2）。

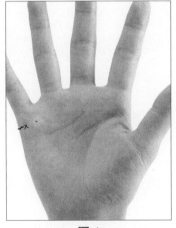 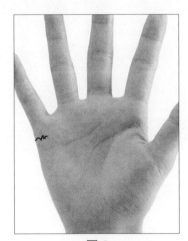

图 1　　　　　　　　　　　　图 2

3. 性线前端分叉，又被竖干扰线干扰，提示泌尿系反复感染史（见图 3）。

4. 青年人双手有众多迷恋恣性的倒丫字异性线纹，提示房事过度，应预防尿道感染（见图 4）。

5. 性线前端有岛纹，提示性生活不和谐或对方有病或对方常常在外地分居（见图 5）。

6. 性线被干扰线干扰，提示性生活不协调（见图 6）。性线末端分叉纹，多提示夫妻分居或有分居史（见图 6）。

7. 男性性线呈链状，提示性功能强，女性提示性冷淡（见图 7）。性线被干扰线竖切，提示性生活障碍（见图 7）。

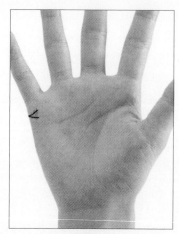

图 3

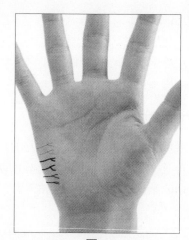

图 4

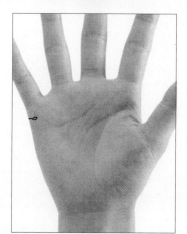

图 5

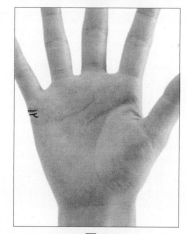

图 6

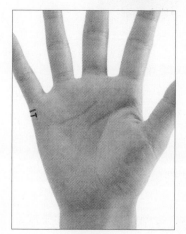

图 7

8. 女性性线上弯行走到小指或无名指缝，或口小的女性，临床上多见难产，剖宫产几率大（见图 8）。性线前端分叉，叉纹又恋扑掌心，提示夫妻性生活有障碍，多为对方常年有疾患所致（见图 8）。

9. 性线紊乱，提示泌尿系有感染（见图 9）。双手指纹弓形纹多者，易患泌尿系疾患。性线呈人字形，提示性生活有障碍（见图 9）。

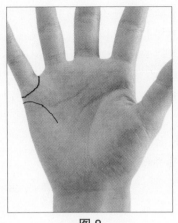

图 8

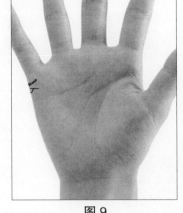

图 9

## 六　腰　痛

　　腰痛为多种病的共有症状。祖国医学将腰痛分为肾虚腰痛、劳损腰痛。肾虚腰痛，临床症状是：遇劳累则症状加重，卧床休息后可缓解，其原因或因年老肾气不足，或因房劳过度所致肾气所伤，这种腰痛男性多见。妇女附件炎也常伴有腰痛症状。劳损腰痛，其痛点常固定于腰部某一部位，症状遇劳累而加重，但卧床休息后并不能使腰痛明显缓解，晨起症状较重，若稍稍活动后即可减轻症状。如长期弯腰工作，或工作姿势不正常又处于特殊体位，或急性腰损伤未及时有效的治疗，损伤的组织未能修复所致。古人云"腰痛尚有寒湿伤损之异，腰痛悉属房劳肾虚，唯有峻补"、"腰中冷，如坐水中"、"身重腰冷"。

　　腰痛在手掌的表现如下

　　1. 本能线末端处有大岛纹，提示腰痛信号（见图1）。

　　2. 性线稍延长弯进掌心方向，提示腰痛信号（见图2）。

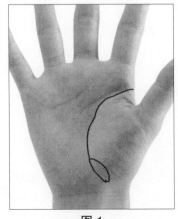

图 1

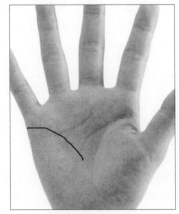

图 2

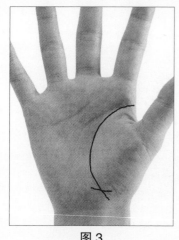

图3

3. 双手本能线末端有如图3样斜干扰线，提示此人进入中年后易患腰痛。临床发现凡有此线均为喜欢美术或美术工作者多见。笔者还多次验证，儿童有此纹，经询问家长后，全都平时喜欢美术。请读者进一步复验，有待进一步研究（见图3）。

腰痛中医治疗

**1. 独活寄生汤（《千金方》）**

方药：独活、杜仲、牛膝、防风、秦艽各9克，桑寄生18克，细辛3克，当归、茯苓15克，肉桂心5克，川芎、甘草各6克，干地黄、党参各15克。水煎服。

功效：祛风湿，止痹痛，益肝肾，补气血。

主治：腰部冷痛重着，转侧不利，渐渐加重，虽静卧亦不减，遇阴雨则加重。

**2. 血府逐瘀汤（《医林改错》）**

方药：秦艽、羌活、香附各6克，桃仁泥、红花、牛膝、当归各12克，地龙、甘草、炒五灵脂、没药各9克。水煎服。若患者虚弱者可加黄芪100～120克。

主治：腰痛固定不移，转侧疼痛加重，痛处拒按，多有外伤史。

**3. 针刺专治急性腰扭伤** 取人中上1/3处，用针向上斜刺入1.5～2寸，以泻法，并留针15～25分钟，医者同患者面对站立，双方双手对握，扶助患者让其左右活动，上下起蹲。均一次治愈，屡用屡效。

**4. 食疗** 公猪肾一对，杜仲50克，肉桂5克，枸杞子30克，以上炖服饮汤治腰痛、腰肌劳损。

**5. 年久腰痛方** 年久腰痛，五更时加重，早晨活动渐缓，顾丕荣教授认为寅卯之际风木司令，肝郁不达则横窜肾府，于补肾蠲痹方中加柴胡一味，以舒肝升阳，立奏佳效。蠲痹汤（《百一选方》如下：

方药：姜黄、羌活各10克，当归15克，黄芪30克，防风12克，赤芍15克，炙甘草9克。水煎服。此方加柴胡10克，可治年久腰痛。

**6. 预防** 避免感冒，忌性生活过频，注意损伤。

**七　膀胱炎**

膀胱炎很少单独存在，多由泌尿道感染所引起。急性发作有尿频、尿急、尿痛，小便不通畅，小腹有不适症状，严重者有尿血、尿浊、膀胱区有明显不适及压痛或发高烧。临床上常见慢性膀胱炎反复时也常常出现尿频、尿急、尿痛。

**膀胱炎在手掌的表现如下**

1. 本能线末端处靠掌外有几条流苏线，且线上又有小支线，或地丘处发黄或出现椭圆形红色斑，提示急性膀胱炎，或妇科炎症正在发病（见图1）。若地丘位黑褐色，提示小腹内器官有恶变病信号。

2. 小指甲面有链状条纹符号，提示慢性膀胱炎（见图2）。

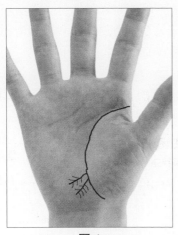

图1

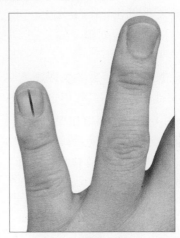

图2

建议用抗生素治疗膀胱炎时，对体质较差的患者最好配些增加免疫力的中药。笔者采用岳美中教授治疗长期尿血不愈或尿路感染久治不愈而尿后少腹反复胀坠者，用补中益气汤分别加盐黄柏、盐知母或三七、血余炭、藕节治之。临床用于治疗慢性膀胱炎效果理想，这是中医药因势利导的智取妙处。

## 八 前列腺疾病

前列腺为男性生殖系统附性腺中最大的不成对的实质性器官，位于盆腔内，直肠前，膀胱颈部、尿道和射精管则穿达前列腺体。腺体形似栗子，底朝上，尖端向下，底部左右径4厘米，上下径3厘米，前后径2厘米，重20克。前列腺炎有急、慢性之分，是泌尿外科和中医男科的常见病，好发于青壮年。非感染性前列腺炎，是因饮酒过度、纵欲、骑车（日本称自行车病），或久坐、受凉等，致使前列腺充血，均可诱发前列腺炎。由于口服或肌注抗生素的广泛应用，急性细菌性前列腺炎临床较少见，若治疗不彻底可转为慢性，常伴有精囊炎或急性附睾炎。

慢性细菌性前列腺炎为青壮年男性泌尿生殖系统最常见的疾病，多发于20～40岁，是直接由细菌或其他微生物（非淋菌性支原体等）感染而引起的慢性炎症。由于前列腺生理特殊，化学药物及抗生素常不易渗透前列腺上皮的脂性包膜而进入腺内。治愈较为困难，且易反复发作，使一些患者被尿路刺激，腰骶痛放射到会阴、耻骨、腹股沟、外生殖器以及性功能障碍的痛苦所折磨，致使悲观失望而多处求医。故，中医治疗前列腺疾病有优势。

前列腺增生症，也称前列腺肥大症，是老年男性的一种常见病、多发病。发病率随年龄而逐渐增加，大多发生在 50～70 岁。属中医学"癃闭"范畴。其发病原因，认为是由于老年时内分泌激素平衡失调等综合因素所致。

前列腺癌好发于老年男性。有人认为前列腺癌与人种遗传、生活环境、前列腺增生、慢性前列腺炎的长期刺激有一定关系，但癌由前列腺增生恶化而来的论点尚未证实。

**前列腺疾病在手掌的表现如下**

1. 男性本能线下端慢慢形成大岛纹，提示腰痛、前列腺增生信号（见图 1）。

2. 性线延长到小指和无名指缝下，提示前列腺增生信号（见图 2）。性线末端有方形纹、岛纹，提示肾疾、慢性前列腺炎、前列腺增生倾向信号（见图 2）。

3. 有前列腺病手纹符号，双耳三角区黑褐色，应高度警惕前列腺癌发生。

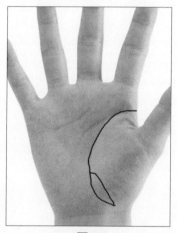

图 1

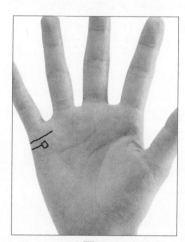

图 2

**前列腺疾病中西医治疗**

1. **西医疗法** 乳酸环丙沙星，氧氟沙星，静脉滴注。口服：复方磺胺甲噁唑片（复方新诺明）等。

2. **自我疗法** 每晚坚持热浴 30 分钟，卧床时用大拇指自我按摩会阴部 10 分钟左右。

西安高级按摩师张国军按摩治疗老年性前列腺炎经验：用拇指按揉足部前列腺反射区（见图 3）约 15 分钟，然后点按脐下 4 寸处中极穴（见图 4），再用拇指和中指分别卡压耻骨两侧向上推压（患者感到小腹发热），每日 2 次，每次约 15 分钟。同时每日饮用 10 克苦丁茶茶水。7 天显效。

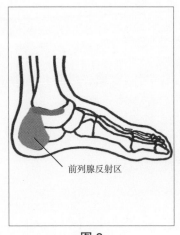

前列腺反射区

图 3

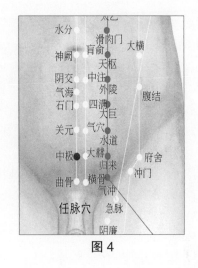

水分 滑肉门 大横
盲俞
神阙 天枢
阴交 中注
气海 外陵 腹结
石门 四满
关元 大巨
气穴
水道
中极 大赫
归来 府舍
曲骨 横骨 冲门
气冲
任脉穴 急脉
阴廉

图 4

### 3. 外治法（《王琦男科学》）

（1）消炎痛栓 1 粒，塞入肛门，每晚 1 次，连续 3 天，适宜肛门胀痛之慢性前列腺炎。

（2）野菊栓或前列栓 1 粒，塞入肛门，每日 1～2 次，连续 2 周。适宜肛门灼热之慢性前列腺炎。

（3）蒲公英、土茯苓、红藤、紫花地丁各 30 克，三棱、莪术、皂角刺各 10 克，煎汤先熏后浸洗。适宜前列腺质地偏硬之慢性前列腺炎。

### 4. 中成药治疗

（1）前列康片 3～4 片，每日 3 次，1 个月为一疗程，连服 3 个疗程。

（2）花粉胶囊 4 粒，每日 3 次，30 天为一疗程，连服 2～3 个疗程。

（3）前列舒丸，每日 3 次，4 周为一疗程，连服 1～2 个疗程。

### 5. 单方冲服治疗

（1）三七粉，每日 3 次，每次 3 克。适宜阴部刺痛的慢性前列腺炎。

（2）琥珀粉 1.5 克，每日 2 次。适宜尿道涩痛、灼热的慢性前列腺炎。

### 6. 王琦教授方

（1）当归贝母苦参丸

方药：当归、浙贝母、苦参各 10 克，冬瓜子、败酱草各 30 克。水煎服。

功效：化瘀排浊。

主治：慢性前列腺炎。

加减：肝郁气滞者加柴胡、石菖蒲各 10 克。化郁排浊加马鞭草 15 克。有疼痛时加吴茱萸 6 克，温阳止痛。

（2）五草汤

白花蛇舌草 30 克，茜草 10 克，益母草 15 克，车前草 10 克，鱼腥草 20

克，水煎服。

主治：前列腺炎，急性尿道感染，非淋菌性尿道炎。

**7. 老年性前列腺增生方**

方药：五味子、石莲子、乌梅、赤芍、白芍、木瓜、川断、乌药、木通、麦芽各 30 克，煅龙骨、煅牡蛎各 20 克，生甘草 5 克，水煎服。每日 1 剂。屡用屡验（南京中医药大学徐福松教授方）。

**8. 预防护理**

（1）戒烟酒及辛辣刺激之食品，以减轻前列腺充血负担。

（2）不宜骑坐垫太硬的自行车或久坐。

（3）保持大便通畅。

（4）保持规律房事，杜绝性乱。

（5）思想开朗，解除精神压力。

**九　卵巢囊肿**

卵巢肿瘤是妇科常见病，一般以良性最多见，属中医学"癥"范围。卵巢囊肿，小者无什么症状，大者可有腹胀疼痛，大便秘结，小便频，或白带增多，胸脘满闷。发现此病，应积极防治，对较大囊肿服药效果差者，宜手术治疗。

临床报道，口服阿司匹林，能抑制卵巢肿瘤生长。

**卵巢囊肿在手掌的表现如下**

● 本能线（生命线）末端（地丘处）或本能线支线上同时形成几个长小岛纹，提示卵巢囊肿信号（见图 1，图 2）。

岛纹符号在靠大拇指侧，提示病灶在身体对应左侧，岛纹在本能线外靠地丘，提示病灶在身体对应右侧。

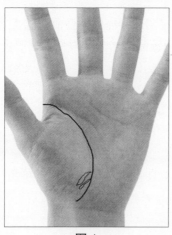

图 1

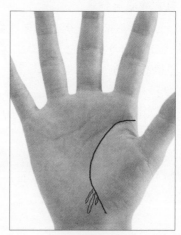

图 2

另外，青年女性若长时间小腹发凉，不但表示为宫寒，而且更重要的要防止卵巢囊肿发生。

观手诊病时，无论左右手，只要一手掌有提示病患信号，即有临床价值。

观手诊病时，无论左右手，均以大拇指侧为人体对应左侧，以小指侧为人体对应右侧。

### 卵巢囊肿中医治疗

**卵巢囊肿验方：**

治则：活血理气，软坚化。

方药：紫丹参、海藻、三棱、莪术各 12 克，赤芍、桃仁、夏枯草、乌药、桃仁、槟榔各 10 克，牡蛎 30 克，昆布 18 克，红花、炙甘草各 6 克。水煎服。每日 1 剂。

## ✚ 子宫肌瘤

子宫肌瘤是妇科最常见的良性肿瘤，由平滑肌和纤维组织组成，常见于中年妇女，随着年龄的增长或绝经后，肿瘤一般停止生长。临床症状：月经量增多，或月经淋漓不净，贫血，盆腔检查子宫体增大，质硬。典型的子宫肌瘤用超声可以诊断。本病多由寒邪入侵子宫，气血凝结而致，或素体痰湿，脾运不健，痰瘀不化，积而成患。30 岁以上的女性患子宫肌瘤占 25% 左右，一般多数子宫肌瘤在 5 毫米以内，也无症状，有的甚至超声也难以看清。

**子宫肌瘤在手掌的表现如下**

1. 本能线末端有一两个小岛纹符号，提示子宫肌瘤信号（见图 1）。子宫肌瘤患者自然站立，双膝紧靠，双脚不能正常合在一起，临床意义更大。

2. 本能线末端线上出现方形纹，多提示子宫内膜增生信号（见图 2）。

3. 若女性双目外角发青，提示子宫有疾。

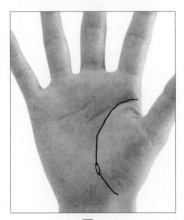 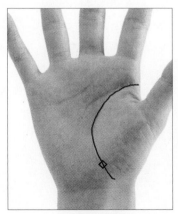

图 1　　　　　　　　　　图 2

子宫肌瘤中医治疗

治则：理气、活血化瘀。

方药：丹参、赤芍、夏枯草、五灵脂各 15 克，生蒲黄、益母草各 12 克，香附、木香各 9 克，水蛭粉 5 克（冲服），炮姜 5 克。

加减：气虚加党参、白术。血虚加当归、鸡血藤。水煎服，每日 1 剂。

另外，子宫肌瘤用桂枝茯苓丸加生薏苡仁治疗效果十分理想，这也是笔者临床常用的方剂。

## 十一　淋巴结核及习惯性淋巴结炎

淋巴结核属中医的"瘰疬"范畴。好生于颈项、腋位的一种结块成串、累累如珠的外科疾病。淋巴结炎多由肝气郁结，脾失健运，痰气凝结而成，其特点是初起腋部有一个或几个结块，不红不痛，如不及时治疗数日后可化脓，常年不愈。习惯性是指随着情绪的波动有加重症状，用手捏时有痛感。患者用抗生素或其他药时即可缓解或暂时消失，常多年反复。

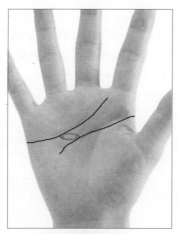

图 1

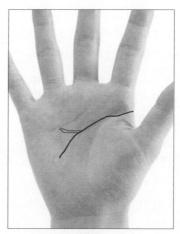

图 2

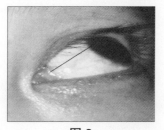

图 3

淋巴结核在手掌的表现如下

1. 无名指下，脑线同四指掌褶纹（感情线）之间有双重叶状岛纹（见图 1）。

2. 无名指下，从脑线上生出两条支线同感情线在无名指下承接（见图 2）。以上均提示淋巴结核和习惯性腋下淋巴结炎信号，临床验证，好发于青年女性。

旁征：目内侧白睛有一条红线直走黑睛，提示淋巴结炎正在发作（见图 3）。若有两三条红线缓泛至黑睛，提示正患淋巴结核（见图 4）。

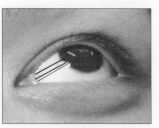

图4

淋巴结核及习惯性淋巴结炎中医治疗

**1. 淋巴结核专方**　水蛭、全蝎、蜈蚣各 100 克。上药共研细末拌匀。成人每日 3 次，温开水送服。每次 3～5 克。儿童减半量。一周为一疗程。连服 3～5 周。

**2. 淋巴结核外治方（朱良春）**

（1）水蛭、冰片等量研末，凡士林调敷。每日更换药 2 次，1～3 周多数可以消失。淋巴结核已溃破，可用水蛭研末，加少许冰片外渗于创面上，纱布覆盖，每日换药 1 次。体质较强壮者，可以内服水蛭粉。

（2）淋巴结核未溃者，炙守宫 50 条，研细末装入胶囊，每服 3 粒，每日 3 次，儿童减量。一般 2～3 周即可缩小或消失，已溃者，除内服外，用炙守宫 10 条，切细晒干，清洁瓦上焙成炭，研细末，渗疮口上，每日换药 1 次，2～4 周可治愈。

**3. 单方治疗颈淋巴结核方**　白头翁 30 克，水煎服，每日 3 次。效果好。

**4. 习惯性淋巴结炎治疗**　仙方活命饮（《外科发挥》）。

治则：清热解毒，消肿排脓，活血止痛。

处方：炒山甲、浙贝母、赤芍、炒皂刺、天花粉各 9 克，金银花 18 克，防风、白芷、陈皮、甘草、当归尾各 6 克，没药、乳香各 4.5 克。水煎服。每日 1 剂。《医宗金鉴》认为此方是："疮疡之圣药，外科之首方。"

加减：若红肿甚，去白芷、陈皮，加蒲公英、连翘。血热甚加丹皮。肿势减，去防风。痛不甚，去乳香、没药其中之一。若便秘者加大黄。

---

## 十二　盆腔炎

盆腔炎是女性盆腔生殖器官炎症的总称，包括子宫炎、输卵管炎、卵巢炎、盆腔结缔组织炎等，是妇科生殖系统常见病之一。盆腔炎的发生，多由分娩、人工流产、输卵管通气或其他手术中无菌操作不严格，使细菌从阴道上行感染或经淋巴、血行播散所致。

急性盆腔炎主要症状：高热、寒战、头痛、食欲不振、小腹腹胀或剧烈疼痛，可向两侧大腿放射，或有大、小便刺激症状，白带增多有腥味等临床症状。而慢性患者当抵抗力减弱时，易急性发作。下腹部有疼痛、坠胀感，或腰骶部有酸痛感，排尿困难等症状。

**盆腔炎在手掌的表现如下**

● 本能线末端两侧有支线，呈扫把状，并可见手腕静脉走入大鱼际处，提示盆腔炎信号（见盆腔炎掌纹图）。

**盆腔炎掌纹图**

旁征：耳三角区出现淡褐色，提示患慢性盆腔炎。耳三角区有无渗液独立小丘疹，额头又常有青春痘反复发作，提示月经不调、痛经信号。耳三角区有黄色样油性小米粒丘疹，提示子宫颈糜烂信号。子宫颈糜烂，多由流产或手术损伤宫颈后，病原体侵入而引起感染。临床症状，白带增多，色、质气味异常，属中医学中的"带下症"。青年女性耳三角区发红，提示正在月经期。一个人双耳三角区靠外侧常起干皮屑，提示慢性瘙痒性皮肤病，多见于荨麻疹。双耳常年发红的女性，提示易患妇科炎症信号。

### 盆腔炎中医治疗

*急性盆腔炎*

**1. 抗生素**　口服，滴注为首选药物。

**2. 外治**　新鲜蒲公英适量，砸烂成泥状，加白酒少许调匀后外敷小腹部。

**3. 预防与护理**　①讲究个人卫生。②严禁经期、产后同房。③积极治疗阴道炎以防上行被感染。④增强体质，淋浴洗澡，以防反复发作转成慢性。

*慢性盆腔炎*

**1. 灌肠治疗**　川黄连、黄芩、黄柏各 30 克，虎杖、蒲公英、败酱草、红藤各 20 克。水煎成至 200 毫升，待温度至 38℃左右，保留灌肠 20 分钟，每天 1 次，10 次为一疗程。行经期间停药。

**2. 复方消炎丸**（《中医杂志》李华）　山药 30 克，芡实、丹参、土茯苓各 25 克，金铃子、延胡索、赤芍、三棱、莪术各 15 克，当归 20 克，香附 10 克。上药共粉成细末，制成水丸或蜜丸内服，每次服 9 克，每日 2～3 次。30 天为一疗程。

*宫颈糜烂简便方*

儿茶、冰片、明矾各 30 克共研细末，麻油调敷。每周 2 次，治愈率高。

## 十三　妇科恶变病

妇科恶变病隐匿性很强，往往发展到中、晚期才引起医患者重视。妇科恶变病有很多种，包括子宫体癌、卵巢癌（临床上卵巢癌的早期诊断只能是偶然性的，在妇科检查时或其他疾患手术时被发现）、绒毛膜上皮癌等，其中以子宫颈癌为多见，发病率占妇女癌症的 5% 以上，多见于 30 岁以上已婚妇女，早婚多于晚婚，发病与某些高危因素有关，就是自青春期一开始便有性生活，并有不洁性乱史，早育多胎、堕胎，使各种感染因素有利于发育不良的宫颈上皮向恶性转化。近年临床发现，HPV（人体乳头瘤病毒）感染所致的宫颈癌，以20～29岁青年女性多发。该病诊断可通过妇科检查来确诊。据资料报道，我国现在每年新增加该病病例约为13.5万人。宫颈癌发病病变转化为10年左右，所以，宫颈癌是完全可以防治的。该病早期无特殊自觉症状，随着病情的发展，有白带增多、月经过多、不规则的阴道流血、性交后出血、腰腹作痛、尿频等症。属中医学中的"崩漏"、"月经不调"、"带下症"等病的范畴。

当人患有疾病时，最先都会在体表相应部位出现阳性反应物，如斑块、皮屑、丘疹、结节、色素以及皮纹变化等，但有时并非均有症状出现，而体表的阳性物是反映脏腑疾病在人体"屏幕"上的投影信号弹，积极掌握这些人体阳性反应物，对我们诊断疾病具有临床双重诊断和早期发现疾病的实用价值。人类本身就是一个让人研究不透的谜，而人类的健康与否之规律还远远没有被人们所完全认识。笔者用一图一病案之治学方法通俗浅显地来讲解望手诊病法，不是简单的汇集，也不是为了乞以我多年临床经验之生存，而是把它毫不保留地讲给大家，尚有待于读者的证实、发挥，有待于科学与实践的不断验证和完善。

**妇科恶变病在手掌的表现如下**

1. 双手掌干燥发黄，十指甲变灰、干燥无光泽，十指指腹用力压时弹性差，或生命线末端地丘处呈花朵状岛纹符号，或地丘岛纹处短时间出现黑斑点，提示宫颈癌、卵巢癌等妇科恶变病信号（见图1）。

2. 若双手均有悉尼线，并且线末端又有岛纹出现，恶变病临床诊断价值为100%（见图2）。

3. 女性双手掌生命线下端出现大岛纹，提示妇科恶变病信号（见图3）。

4. 十指甲甲根白色月眉处有黑色条状线向甲沿走向，提示妇科恶变病先兆（见图4）。

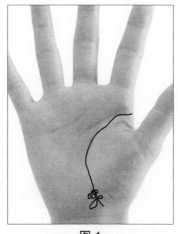

图1

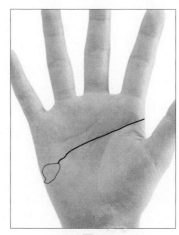

图2

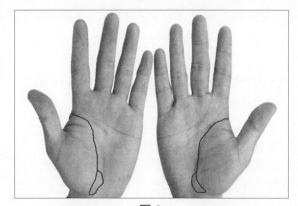

图 3

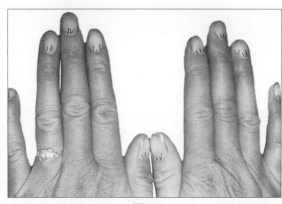

图 4

5. 双耳三角区呈黑褐色，提示妇科恶变病先兆。

6. 女性耳三角区有一条凸线，提示妇科恶变病手术切除史。

7. 人中中央短时间出现不凸出皮肤的小红斑点，提示已患有妇科恶变病。小腹常有隐痛感，或下身兼有黄水样奇臭味异物增多，用力大便时或性交后阴道有出血现象，提示妇科恶变病信号。

8. 中年以上妇女患复发性单纯疱疹（疱疹病毒），致宫颈癌发病最为引人关注。

笔者建议：有以上症状的女性，3～6个月应去医院进行防癌检查一次。

**妇科恶变病中医治疗**

**1. 绒毛膜上皮癌（《抗癌良方》）**

（1）紫草根 100 克，每天水煎当茶服之。

（2）紫草根、风眼草各 50 克，玉蝴蝶 10 克。水煎服。每日 1 剂。

以上两方有清热解毒，散瘀止血，消肿补虚功效。

**2. 卵巢癌方** 桂枝、桃仁、大黄各 15 克，茯苓 40 克，丹皮、白芍、阿胶各 20 克，甘遂 5 克。水煎服。日 1 剂。

**3. 子宫颈癌（《常见癌症中医治疗》）**

辨证施治：

（1）肝气郁结，常见于本病浸润癌Ⅰ期。

主证：月经提前，小腹胀痛，带下薄黄，情志抑郁，心烦急躁，胸胁痞闷，口苦咽干，小便短黄。

治则：疏肝解郁，清热解毒。

方药：丹栀逍遥散加减：丹皮、栀子、柴胡、当归、白芍、茯苓、香附各 10 克，丹参、莪术各 15 克，白花蛇舌草、半枝莲各 30 克。水煎服。日 1 剂。

加减：大便秘结，小腹痞满，加枳壳、厚朴各 5 克，大黄（后下）10 克，行气通便。食欲不振，加神曲 10 克，山楂 5 克，消食导滞。

(2) 湿毒下注，常见于本病浸润Ⅰ、Ⅱ期。

主证：带下色白或黄，或赤白相间，或性交出血，甚或五色带下，崩中漏下，秽臭难闻，口干咽燥。

治则：清热解毒，利湿除。

方药：八正散加减：木通、瞿麦、萹蓄、金银花、黄柏、半枝莲各 10 克，蒲公英、土茯苓各 30 克，茜草根 15 克，白花蛇舌草 18 克，丹参、莪术各 20 克。水煎服。日 1 剂。

加减：阴道流血，性交后出血，加仙鹤草 15 克，地榆炭 10 克，凉血止血。若小腹胀痛，加川楝子、元胡各 10 克，行气活血。带下色白量多，加苍术、海螵蛸各 15 克，燥湿固带。

(3) 肝肾阴虚，常见于本病浸润癌Ⅲ期、Ⅳ期，以及放疗、化疗后。

主证：经期延长，经量增多，或不规则阴道流血；带下奇臭，状如肉汁，腰背酸痛，手脚心发热，口干便秘，小便涩痛，头晕耳鸣，失眠多梦。

方药：知柏地黄汤加减：生地、枣皮、怀山药、黄柏、丹皮、知母各 10 克，蒲公英、白花蛇舌草、半枝莲各 30 克，丹参、莪术各 15 克。水煎服。日 1 剂。

加减：阴道流血不止，加地榆、槐实、阿胶（烊冲）各 10 克，凉血止血。小便频涩痛，加车前子（包）、瞿麦各 15 克，茯苓 10 克，清热利湿。大便秘结，加火麻仁、瓜蒌仁、柏子仁各 10 克，润肠通便。

(4) 脾肾阳虚，常见于本病浸润型Ⅲ期、Ⅳ期，以及放疗、化疗后。

主证：带下淋漓不断，稀白如米泔水，腥臭难闻；经量增多而延长，精神疲乏，面色苍白，腰背酸楚并下腹坠痛，畏寒肢冷，纳呆便溏。

治则：温肾健脾，祛湿解毒。

方药：附子理中汤加减：党参、苍术、白术、莪术、海螵蛸、怀山药各 15 克，附子、茯苓、吴茱萸各 10 克，肉桂 3 克，白花蛇舌草、半枝莲各 30 克，煨葛根 10 克。水煎服。日 1 剂。

加减：阴道流血不止，加黄芪 30 克，阿胶（烊冲）、荆芥炭、血余炭各 10 克，三七粉（冲）3 克，益气止血。下腹癥瘕，加三棱 10 克，化瘀消瘕。腹泻不止，加赤石脂 12 克，诃子肉 10 克，涩肠止泻。

### 子宫颈癌食疗方法

临床见中晚期宫颈癌，流血并有恶臭流水，用川贝母 60 克，公家兔 1 只，杀后炖食肉饮汤，每两天 1 剂，连服 7 次。临床效果十分理想（此方是笔者 2012 年 10 月在重庆拜会 80 岁主任医师河政权老教授介绍的临床经验方）。

[附] 中成药：十全大补丸

西医对癌的治疗是攻击性的，而中医则以增强机体本身的调节机能来控制并消灭癌症。故十全大补丸适应各种癌症应用，尤其有头晕目眩，少气懒言，乏力自汗，面色淡白或萎黄，心悸失眠，气血双虚体征者更适用。也可作为放疗、化疗及手术后康复的辅助用药。

## 十四　附件炎

附件炎为女性急性炎症未能彻底治疗，或病患体质差，或病程延缓所致。临床症状伴有月经白带增多，下腹和腰部疼痛。本病属祖国医学"小腹痛"、"腰痛"、"带下病"等范畴。若有输卵管积水或卵巢囊肿，则可在盆腔一侧或两侧触摸到囊性肿物，自身活动常常受限。

附件炎在手掌的表现如下

● 女性手掌本能线下端有一大岛纹符号，提示附件炎、腰腿痛信号（见附件炎掌纹图）。

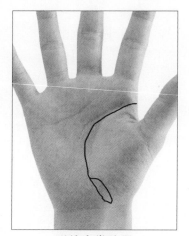

**附件炎掌纹图**

## 十五　男女不育不孕症

育龄男女婚后 3 年以上未采取避孕措施而不孕者，称不孕症。婚后从未受孕，为原发性不孕，有妊娠史以后 3 年以上未采取避孕措施不再受孕，为继发性不孕。

不孕症主要由于内分泌功能失调，排卵功能障碍，泌尿系发炎，肿瘤，子宫内膜异位，免疫异常和子宫发育不良等病因引起女性卵子发育、排卵、受精、种植有障碍。或因男方死精、少精、精子活动低下等任何一个有碍环节造成。

临床对不孕症者，应先让检查简单、费用少的男方进行检查，待排除不孕原因后，再让女方检查，因为女性检查复杂、费用高。

不育不孕症在手掌的表现如下

1. 本能线起点低，接近大拇指根，包围金星丘小（见图1），无论男女，提示血压偏低，易患生育障碍症。

2. 感情线（四指掌屈褶纹）起端光滑，两侧无根须样生殖线（见图2）。无论男女手掌只有一条孤单性线延长小指和无名指双指缝下（见图

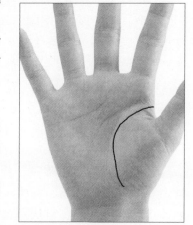

**图 1**

2），均提示男女不育（孕）症。

　　3. 十指的指纹弓形纹多者，提示女性不孕症，易患乳房疾病（见图3）。无名指和小指近掌面第三指节短者，中指近掌面指节有明显的十字纹，提示男女不育（孕）症（见图3），或生殖方面有障碍。

　　4. 大拇指外侧呈平直形状，小指弱短，弯曲；无性线，或性线浅浅几条看不清；玉柱线起位有明显干扰线斜穿（见图4），均提示不育不孕症。

　　5. 本能线末端有一条明显的障碍线挡住（见图5），提示生殖功能差，女性排卵有障碍。

　　6. 女性本能线末端漂流到月丘处，末端并变成笔锋样，提示易患不孕症（见图6）。坤位塌陷状，提示男性生殖功能弱，女性易患宫寒不孕症。坤位属肾，肾无实证，故，坤位低陷者如常言道：十个男人九个亏，一个不亏是阳痿。

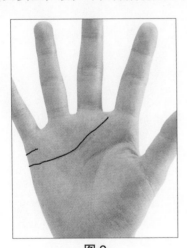

图2

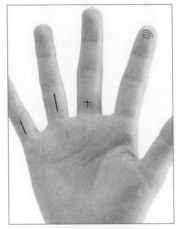

图3

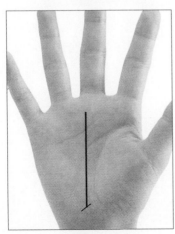

图4

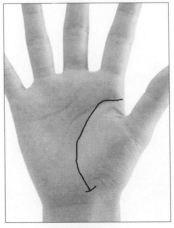

图5

7. 手掌手腕处链状横纹残缺，或有星状纹，或手腕线处有静脉管浮现，均提示女性不孕症（见图6）。

8. 甲诊：①大拇指指甲既宽又短，提示男性少精、死精症，女性子宫发育不良（见图7）。②食指指甲比其他指甲光亮，并甲身偏歪向大拇指侧，多提示女性输卵管不通障碍（见图8）。③男性十指甲均呈宽大型，提示不育症。④女性小指甲根小，皮带紧缩，而甲前端宽大，提示不孕症（见图9）。⑤小指指甲变宽大型，又增厚，皮囊呈咖啡色，提示男性肝疾，或心脏引起性功能障碍症。

旁征：①男性双耳枯萎干燥，呈咖啡色，提示先天性不育症。②男性睾丸无先天性自然皱褶纹，提示先天性不育症。临床验证，隐睾、失睾丸之人，几乎无胡须，皮肤细，颜面皱纹多而深，且皱褶堆挤厚成块样累至颈部。③女性乳房明显大小不一；女性乳头跷上，太小，且乳头周围有较粗毛发，均提示不

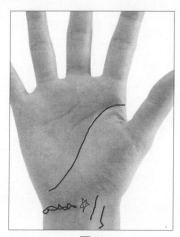

图6

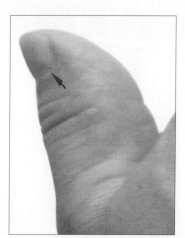

图7

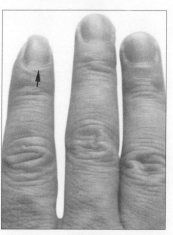

图8

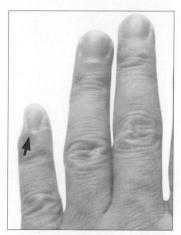

图9

孕症。④女性人中漫平过浅，或人中下端生痣，提示易患不孕症。

**男女不育（孕）中医治疗**

**1. 性欲淡漠症**

（1）男性外治方：淫羊藿 60 克，葫芦巴、小茴香、锁阳、干姜、附子、阳起石、硫黄各 30 克，韭菜籽 45 克，川芎 20 克。上药共研为细末，做成药带，系于小腹部，15 天更换一次。适用于肾精亏损之男性性欲淡漠。

（2）女性外治方：淫羊藿、蛇床子各 20 克，桂枝、葫芦巴、当归各 10 克。上药共研为细末，做成药带，缚于腰间下腹部。一周更换一次。

**2. 淫羊藿酒方**　淫羊藿 60 克，白酒 500 克。投入大口瓶中浸泡 7 天后饮用，经常摇动。每日早晚各 1 次，每次约 20～30 毫升。适用于肾阳虚引起的阳痿，精子减少症，宫寒不孕，腰膝酸软，风湿痹痛。

**3. 排卵酒方（《中国中医药报》）**　柴胡 6 克，菟丝子、枸杞子、女贞子、覆盆子、泽兰、益母草、白芍、赤芍、丹参、苏木、刘寄奴、怀牛膝、生蒲黄各 10 克。上药共研粗粉，投入大口瓶或罐中，加白酒 1000 毫升，经常摇动，2 周后饮用，每日 2～3 次。每次 10～20 毫升。适用于肝肾失养，气滞血瘀引起的卵巢功能不足，不孕症。也可改用汤剂。此方系北京妇产医院中医科主任医师赵宗泉经验方。

**4. 中成药**　①五子衍宗丸。②逍遥丸。③六味地黄丸。④金匮肾气丸。

**5. 预防和护理**

①饮食有节，不食棉籽油，戒烟酒。②注意生殖器的卫生。③节制房事，不恣情纵欲。④早发现早医治。⑤不穿特别紧身的牛仔裤。⑥不坐蒸气浴。⑦增强信心，按医嘱坚持服药，不可时断时续。

## 十六　腰椎间盘突出

腰椎间盘突出属祖国医学中的"腰痛"、"腰腿痛"范畴。简称"腰突症"，是由于腰椎间盘发生萎缩性变以后，在外力的作用下，引起脊椎内外平衡失调，造成纤维破裂，髓核突出而刺激压迫神经根、血管或脊椎等组织，以致出现以腰痛和下肢放射性疼痛等症状为特征的一种疾病。本病约 80% 的病例在 20～40 岁，男性占 89%，女性占 11%。

**腰椎间盘突出在手掌的表现如下**

● 本能线末端如图样双侧或线上出现有小凹坑，均提示腰痛、腰椎间盘突出信号（见图 1，图 2）。多年临床望手诊病研究告诉笔者，是人体疾病决定手掌在变化，而不是由手纹变化符号硬性地判断人的健康状况。所以，不是所有的腰椎间盘突出患者都必须有手诊符号出现。请读者加以区别。

若儿童手掌上有如图样小凹坑，提示骨质疏松信号。临床验证多见身高长

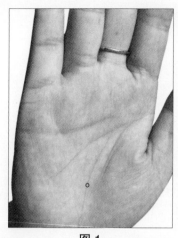

图 1

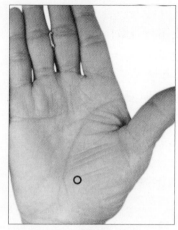

图 2

得较快的儿童。

## 十七　脂肪肝

　　脂肪肝是一种由于消化吸收障碍引起的脂质代谢紊乱疾病。随着人们生活水平不断提高，进食脂肪和糖类过多，使肝脏氧化脂肪酸、合成脂蛋白功能下降，肝内脂肪含量大增，同时又不能顺利地运出，引起脂肪在肝内的堆积，形成脂肪肝。

　　脂肪肝患者临床常常食欲不振，疲倦乏力。严重者可在患者右侧肋骨的弓状弯曲处摸到肿大的硬块，超声检查比较准确。若治疗不当，可有转变成肝硬化的倾向，应积极防治。

　　**脂肪肝在手掌的表现如下**

　　1. 全掌丰满而红，又筛满红白相间的斑点；巽位有小岛纹；脑线与本能线之夹角掌面处鼓起；均提示脂肪肝信号（见图1）。

　　2. 稍肥胖人手掌有一条笔直的放纵线，提示营养过剩之信号（见图2）。

　　3. 若中老年人双目靠鼻梁侧有黄色斑块增生，提示体内脂肪沉淀（见图3）。

　　古人曰："与其病后才服药，孰若病前能自防。"若不戒酒，到病已重患乱求医，不亦晚乎!

　　**脂肪肝中医治疗**

　　1. **复方降脂汤**　泽泻、生山楂各 30 克,茵陈、制首乌各 15 克，决明子 10 克，生大黄 9 克。

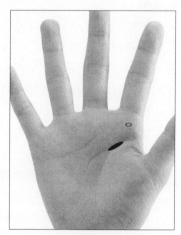

图 1

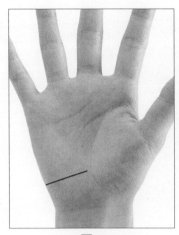

图2

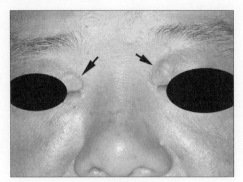

图3

水煎服。每日 1 剂。

**2. 脂肪肝食疗法** 鱼脑或鱼子适量，焙黄研末，每日 3 ~ 6 克，温开水冲服。

**3. 经验方** 红花 10 克，生山楂 50 克，橘皮 12 克，水煎服。每日 1 次。

**4. 食疗** 脂肪肝可以通过调整饮食结构来控制，最佳饮食量：蛋白质每天 80 克，脂肪每天 40 克（含食油量），糖低于 200 克（主食 250 克以内），大量食用绿叶蔬菜，水果应食用含糖少的，辛辣调味品要少用。

## 十八　糖尿病

糖尿病是一种常见的内分泌代谢紊乱性疾病，其病因的新学说认为：患者的自身免疫机制过强，侵犯了胰岛细胞，造成胰岛素分泌减少。该病的特征为血糖过高，糖尿、葡萄糖耐量减低。临床早期多无症状，病情发展后有典型的"三多一少"症状，即多饮、多食、多尿、消瘦，并伴有疲乏无力等。糖尿病患者常并发化脓性感染、肺结核、心血管病变、肾脏病、神经系统病变、眼病，严重时可发生酮症酸中毒、昏迷以致危及生命，是对人类健康危害较严重的一种疾病。本病可通过检验空腹血糖而确诊。

**糖尿病在手掌的表现如下**

1. 本能线弩张，使酸区增大；掌面十指端指腹发红如染，提示糖尿病信号（见图1）。

2. 手掌有两三条放纵线，均提示糖尿病信号（见图2）。

3. 甲诊：①左手中指甲根位有白色圆点，提示应预防糖尿病（见图3）。②十指甲均呈凹勺状，提示糖尿病已久（见图4）。

旁征：1. 双小腿胫骨前有褐色斑块，双小腿若患牛皮癣，皮损呈队列状排

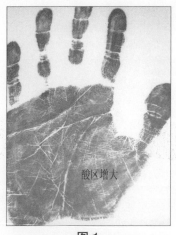

酸区增大

图 1

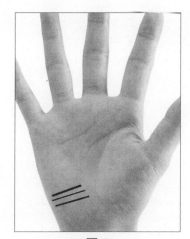

图 2

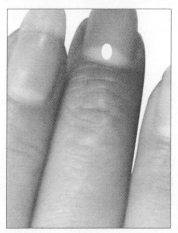

图 3

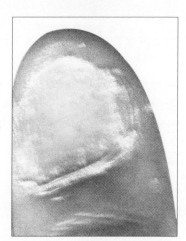

图 4

列，提示糖尿病已久。

2. 突然视力快速减退，屈光不正，对远或近的物体看不清晰，提示有患糖尿病之信号。

3. 双眼白眼球常常有小红点出现，提示糖尿病信号。

4. 耳垂肉薄并呈咖啡色，示肾疾或糖尿病信号。

5. 牙齿松动，常发炎，手足麻木，嗜睡，提示糖尿病信号。

6. 双目黑睛周边呈念珠状皱纹，提示糖尿病信号。

7. 皮肤长期长疖难愈，脂溢性皮炎难愈，提示糖尿病信号。

8. 老年人久治不愈顽固性皮肤病（多为荨麻疹），提示糖尿病或癌症信号。

9. 不明原因的多发性周围神经炎，提示前列腺疾患或糖尿病信号。

10. 糖尿病恶化时口中便会散发出一种腐烂苹果的气味。

11. 多数家族遗传性糖尿病人体型为下肢细，上身肥胖。

**糖尿病中医治疗**

**1. 重用地骨皮治糖尿病**　李孔定教授善用地骨皮治疗糖尿病，用量少则 60 克，多则 100～120 克，降糖效果甚佳。

一是针对阴虚燥热多挟瘀湿特点，治以滋阴清热，活血燥湿，方以地骨皮配僵蚕、枸杞子、丹参、赤芍、苍术、黄柏、玄参。热重伤津者加石膏、玉竹、知母。

二是针对阴阳气虚，兼瘀挟湿的病理特点，采用滋阴清热。益气温阳，活血利湿法，方以地骨皮配红人参、仙灵脾、胡芦巴、丹参、麦冬、五味子、泽泻、山药。气虚甚者加黄芪、黄精、仙鹤草。

以上两型组方，均以地骨皮为君，两型交错出现者，于两方中选药治之。

**2. 黄连降糖散**（《山东中医杂志》）　黄连 1 份，党参 1 份，天花粉 2 份，泽泻 2 份。上药共研细末，日服 3 次，每次服 3 克，温开水送服。适用糖尿病。

**3. 按摩**　自我按摩腹部，必须达到腹部发热，坚持半个月，必有降糖作用，但忌口很重要。

## 十九　遗尿、尿频

遗尿症是指儿童排尿不能自控，经常在睡眠中不知不觉地排尿而出现的尿床现象。发病原因多是由于大脑皮层发育不全所引起，也多因膀胱炎、包茎、龟头炎、尿道炎、蛲虫病，还有很多儿童白天玩耍过度疲劳，精神过度紧张，傍晚饮用大量的水等因素引起。临床表现为睡眠中小便不能自控，长期遗尿可出现面色苍白或灰黯，精神不振，肢体疲劳，四肢不温等症。

**遗尿、尿频在手掌的表现如下**

脑线同本能线起端交汇处呈菱状纹理，提示幼年有遗尿史（见图 1）。

旁征：①额头部有雀斑点，提示肾虚，小便频数。②双耳柔软，耳轮上侧内有几条横向毛细血管浮显，提示尿频信号（见图 2）。

**遗尿、尿频中医治疗**

**1. 儿童尿床经典方**（《伤寒论》）　麻杏石甘汤：麻黄、杏仁各 9 克，石膏 30 克，炙甘草 6 克。水煎服。本方对幼儿园、小学生、中学生仍然有夜间尿床的少年儿童有理想效果。本方临床研究，当夜间膀胱充满时有感觉，能够及时醒来。

**2. 外用方治遗尿**　煅龙骨、五倍子、补骨

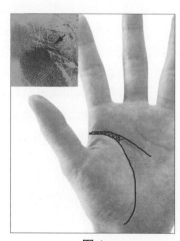

图 1

图2

脂、益智仁各等量研末。温开水调膏适量敷肚脐处胶布固定。每日换 1 次。连用 10 天可治愈。

3. **外用方治尿频** 肉桂、益智仁、丁香各等量，研末后用温开水调糊状适量，固定脐处每日 1 次。连用 7 天。主治寒性尿频。

4. **治小儿遗尿验方（《安徽中医学院学报》）** 桑螵蛸、山药、炙麻黄各 9 克，肉桂、乌药各 6 克，益智仁 6～10 克，通草 3 克，水煎服。每日 1 剂，对小儿尿床治愈率 100%。

5. **缩泉丸（《妇人良方》）** 山药、乌药、益智仁各等量制成丸剂。每日服 3 次，每服 6 克。适宜于老人或小儿尿频、遗尿等症。

"七窍以脾为本"。缩泉丸加健脾补肾药，临床还可以治愈多流清鼻涕症。

## 二十 临终预兆

1. 自然死亡前，或久病到临终时，不但手凉似石，而且大拇指提前几天就会慢慢地缩眠在掌内。迷信人认为亡者掐的是时分，供安葬选日之用。其实，婴儿出生后一段时间内也常常把大拇指放在四指内，说明婴儿体质还相当弱。手诊医学研究认为，大拇指可代表人体遗传素质的好坏和脑功能之强弱。临终前几天大拇指自然放在掌内，说明临终时人已经连伸拇指的力量都没有了，大脑已经死亡。

2. 久病者颜面或双掌突然出现红点者，死兆。

3. 久病者，手掌突然肿而无纹者，死兆。

4. 久病者，爪甲白者不治，爪甲青者死；手足爪甲下肉色黑者，死兆。

5. 老人临终前一般骨瘦如柴，若手掌虎口处用手捏有肌肉较丰满，可用药以尽孝心延长寿命；若干瘪无肉，提示胃气已绝，衰竭而终。

6. 患者额头突然间出现拇指大小黑色团，提示病情危重信号，衰竭而亡。

7. 耳垂干枯，仰卧时耳垂皮囊能挨接耳后头皮上，死兆。

8. 久病突然胡须发硬者，死兆。

9. 脉搏缺乏从容缓和的征象，就是没有胃气的真脏脉，真脏脉见，病情危重，死兆。

# 第五部分　临床手诊、面诊综合分析 300 例

## 1. 高血压

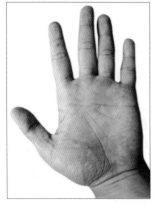

图 1　手掌呈深红色者，为高血压。

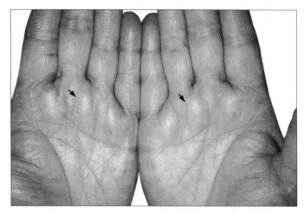

图 2　男，50 岁。手掌发红，指缝下掌面均出现鼓起的脂肪丘，为高血压。

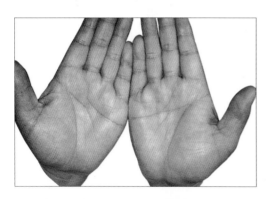

图 3　男，51 岁。1. 双手酸区肥大，提示高血压。2. 双手方庭狭窄并有贯桥线，为冠心病信号。

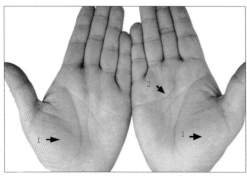

图 4　男，60 岁。1. 双手酸区肥大，提示高血压。2. 右手方庭狭窄并有十字纹，为心律失常信号。

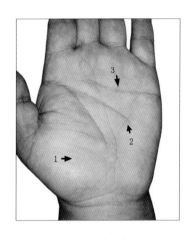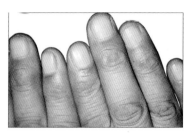

图6 指甲增厚，指端呈褐色，为高血压，肠胃神经官能症。

图5 男，57岁。1.手掌酸区肥大，提示高血压。2.智慧线末端被干扰线干扰，为偏头痛信号。3.感情线紊乱，提示呼吸道功能差。

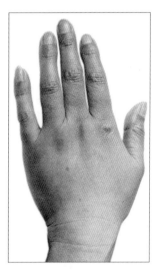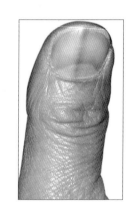

图8 大拇指甲面有一条凸起的黑褐色纵线纹，为高血压、心绞痛信号。

图7 女，36岁。手背前指端深红色，掌靠手腕处皮色正常，为血压不稳定。

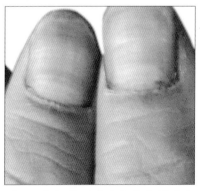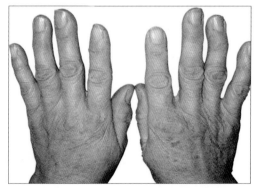

图9 大拇指甲面有忽高忽低波浪状出现，为血压忽高忽低不稳定。

图10 男，82岁。双手指甲增厚，白色月眉显小，手背颜色为暗红色，提示高血压。

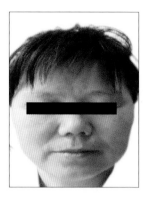
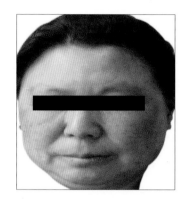

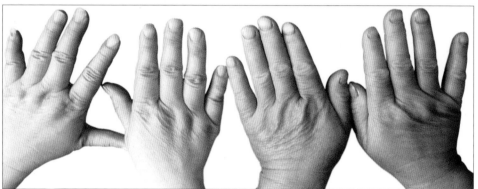

图 11　此手掌和面貌对比图，请读者自己练习诊断哪位已经患了高血压？哪位是未来高血压信号？

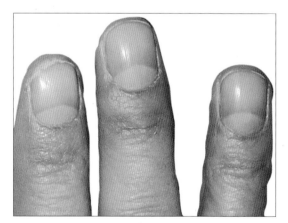

图 12　十指甲白色月眉大于指甲长度的 3/5，为家族遗传性高血压。

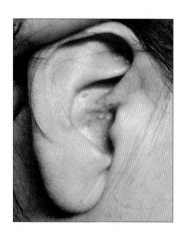

图 13　耳垂肥大兼红色者，提示高血压。

## 2. 高血脂

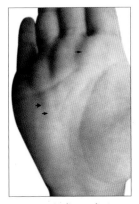

图1 手掌面有数朵堆起的红色脂肪丘，为高血脂。

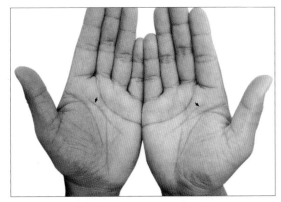

图2 1.手掌酸区大，掌面有数朵堆起的红色小脂肪丘，为高血脂。2.双手智慧线上均有出现大岛纹趋势，提示以后防止眩晕发生。

## 3. 低血压

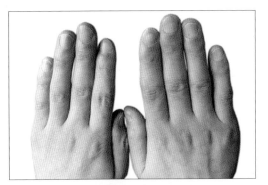

图1 十指甲无白色月眉，为遗传性低血压。

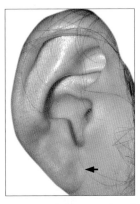

图2 成年人双耳垂靠脸处有明显的小凹陷，为低血压信号。

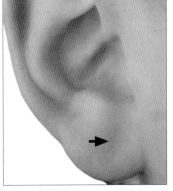

图3 小儿双耳垂靠脸处有明显的小凹陷，为盗汗信号。

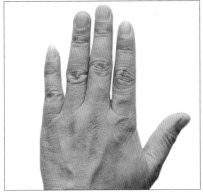

图4 十指甲白色月眉很小，为血压偏低信号。

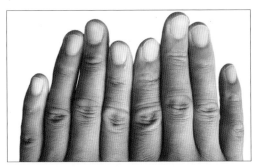

图 5 十指甲无白色月眉，甲沟周围干燥，并有倒刺，为低血压、消化不良信号。

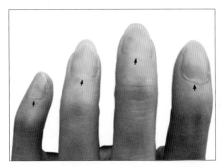

图 6 十指甲白色月眉很小，指甲皮带增宽，为血压偏低和慢性胃炎信号。

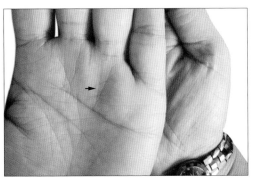

图 7 女，46 岁。太阳线呈井字纹符号，为低血压信号。

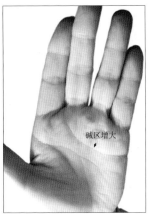

图 8 女，45 岁。感情线在无名指下弧线而行，使碱区增大，提示血压偏低。

碱区增大

## 4. 心肌梗死

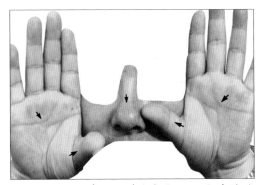

图 1 男，42 岁。双手大拇指短，方庭均狭窄；鼻尖近期发红，应高度警惕心肌梗死发生。

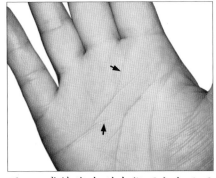

图 2 感情线走到中指下分大叉而行，又有贯桥线，为家族有遗传性心肌梗死病史，建议此人平时应多食菠菜，因为它是目前发现含有辅酶Q10 最为丰富的蔬菜。

望手诊病图解

下篇　临床望手诊病法

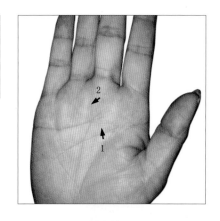

图3 女，40岁。1. 感情线走到中指下分三大叉而行，应高度警惕心肌梗死发生。2. 指缝下有明显凸起的脂肪丘，为高血压信号。

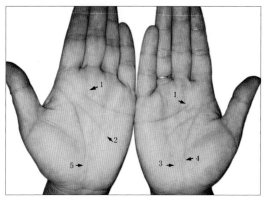

图4 女，48岁。1. 左手感情线走到中指下分三大叉而行，右手感情线走到中指下分大叉而行，当时告诉病人要高度预防心肌梗死发生，病人立刻说她已经发作3次心肌梗死了。2. 左手非健康线中央上有稍大岛纹，为肝囊肿。3. 右手非健康线下端有小岛纹，为肾囊肿。4. 右手生命线下端外侧有小长岛纹，为卵巢囊肿。5. 左手坎位有凸起竖岛纹，为混合痔疮。以上看完手诊后，病人说她本人就是副主任医师，诊断的病她都有。并购手诊书喜欢上了手诊。

## 5. 先天性心脏病

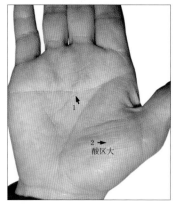

图1 1.方庭狭窄，并伴有贯桥线，提示先天性心脏病。2.酸区肥大，高血压信号。

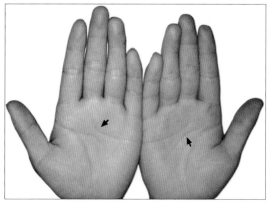

图2 女，27岁。方庭狭窄，先天性心脏病信号。

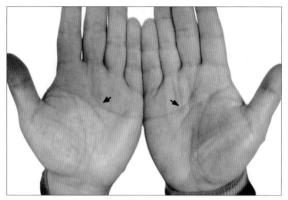

图3 女，22岁。十指端呈深红色，为先天性心脏病，后检查为心脏室间隔膜严重缺损。

图4 男，33岁。双手方庭狭窄，并都有贯桥线，为先天性心脏病信号。

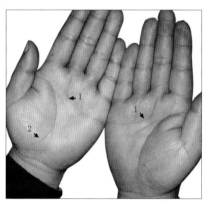

图5 男，53岁。1.双手方庭狭窄，且兼有贯桥线，为先天性心脏病信号。2.左手生命线末端分大叉纹，提示关节炎信号。

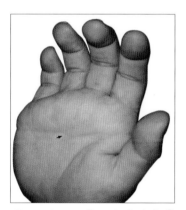

图6 女，2岁。方庭狭窄兼有明显贯桥线，临床证实先天性心脏病信号。

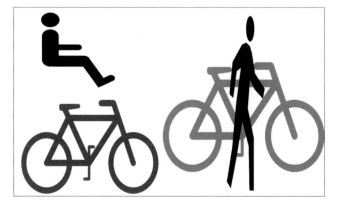

图7 若一个人骑上自行车就出现牙痛症状，下了自行车就不痛了，临床验证多为先天性心脏病引起心脏病即将发生信号。

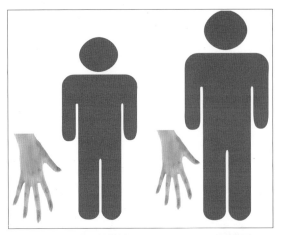

图8 个子高，身躯高大，而手小，为先天性心脏功能弱，不能胜任运动员之类工作。相反，身材矮小，手掌又偏大，为先天性脾胃消化功能差。

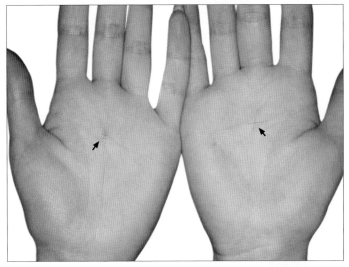

图9 女，36岁。双手方庭狭窄，左手方庭有明显的格子样贯桥线，右手方庭有贯桥线，为先天性心脏病信号。另外，此人掌纹浮浅，提示易感冒、抗病能力差。

图10 男，56岁。1. 双手方庭狭窄。2. 双手主线深刻无杂纹，震位有凹槽，为慢性胃炎。3. 双手指节纹均为光滑一道，说明此人大脑反应及智力差。4. 双手腕患有白癜风皮肤病，读者若想治愈，请参考笔者所著《临床皮肤病诊疗图谱》第179页详阅。

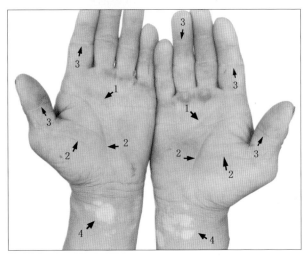

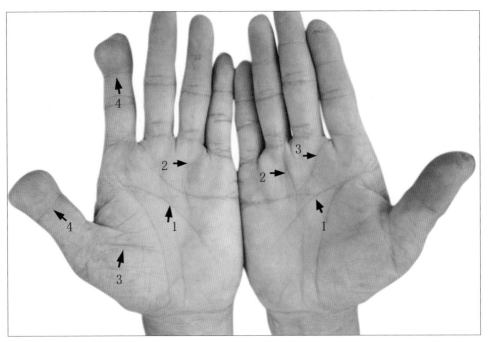

图11　男，45岁。1. 双手感情线在无名指下均下弧而行，使方庭狭窄，双手有贯桥线，为冠心病。2. 双手有明显太阳线，为长期低头工作，致颈椎增生。3. 右手感情线走流入指缝，左手震位有凹槽，为慢性胃炎。4. 左手拇指、食指指头均肥大，为此人长期修鞋钉鞋，手用力捏拿造成的，不为病症。

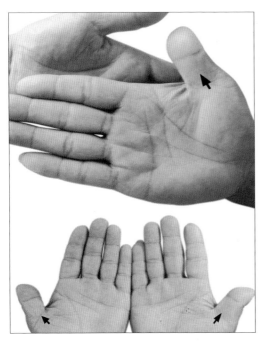

图12　大拇指短而明显者，为先天性心脏病信号。

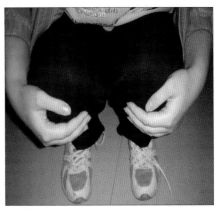

图13　快速跑步后，胸脯有难受感，喜欢立即蹲在地上抱膝休息习惯之人，为先天性心脏病信号。

## 6. 心律不齐

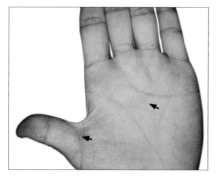

图1 方庭有明显的十字纹，大拇指第二关节处有明显的十字纹，为心律失常信号。

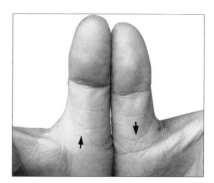

图2 双手大拇指第二关节处有明显的十字纹，为心律失常信号。

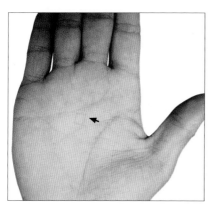

图3 方庭有明显的口字纹，为心律失常信号，多为心动过速临床表现。

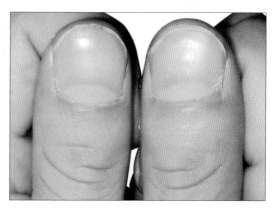

图4 男，23岁。双手拇指甲面白色月眉边沿呈小锯齿状，为心律不齐信号。

## 7. 冠心病

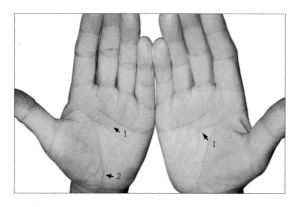

图1 男，73岁。1.双手均有贯桥线，提示冠心病。病人立即告诉心脏已经做搭桥手术了。2.左手生命线下端有大岛纹，为前列腺疾病、腰痛。

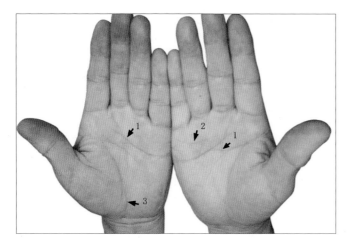

图2 男，57岁。1. 双手均有贯桥线，提示冠心病。病人告诉心脏已经做搭桥手术了。2. 右手有明显的肝分线，为肝损伤。3. 左手生命线下端有大岛纹，为前列腺疾病、腰痛。

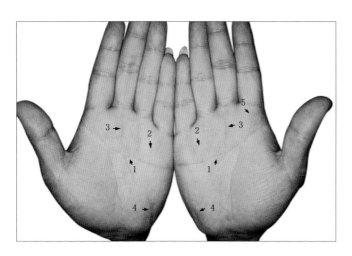

图3 男，28岁。1. 双手均有贯桥线，提示防止冠心病发生。2. 双手均有肝分线，为肝损伤史。3. 双手在中指下有明显的竖干扰线，为支气管炎。4. 双手掌根外侧有凹陷，为肾虚信号。5. 右手巽位有十字纹，为胆囊疾病信号。

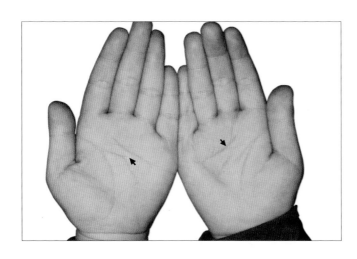

图4 男，4岁。双手方庭均有贯桥线，提示剖宫产孩儿。为心脏、肺没有经过产道挤压。临床上凡见小儿有此手纹，一是提示剖宫产，二是提示先天性心脏病（多数一手方庭为十字，一手方庭为一形纹，详见先天性心脏病手纹介绍图）。

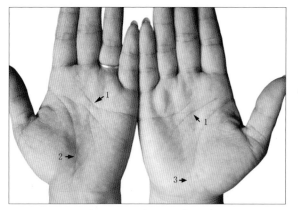

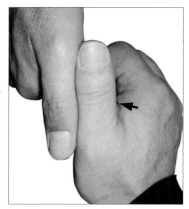

图5　女，40岁。1.左手方庭有十字纹，右手方庭有贯桥线，提示应预防冠心病发生。2.左手生命线下端有饱满的小岛纹符号，为子宫肌瘤信号。3.右手坎位有竖立小岛纹，为痔疮信号。

图6　个子高，而大拇指短，为心脏病信号，此人大拇指粗大，说明此人肥胖。减肥为防病第一要务。

## 8. 心绞痛

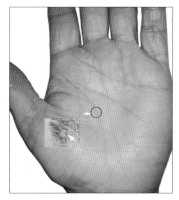

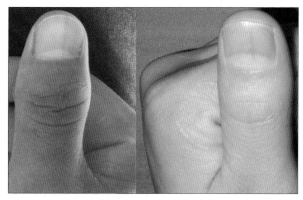

图1　成年人手掌生命线上方有米字纹干扰，为心绞痛信号。

图2　成年人手掌大拇指指甲面上有一条凸起的黑色纵线纹，为心绞痛、高血压信号。

## 9. 脑出血

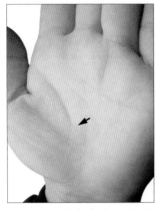

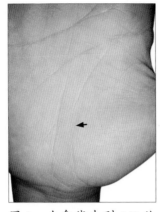

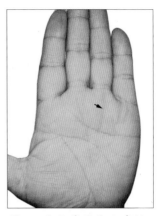

图 1 右手生命线下端出现空白断裂。为家族遗传性脑中风，多致半身不遂。

图 2 生命线走到 1/2 处消失，末端分小叉纹，提示有家族突发性脑出血，死亡几率高。

图 3 太阳线呈大十字纹，提示应预防脑出血发生。

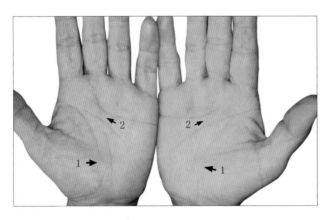

图 4 女，57 岁。中风史。1. 双手生命线均走到下方出现空白断裂。2. 双手掌方庭狭窄，为肺活动量差，提示心脏二尖瓣狭窄。

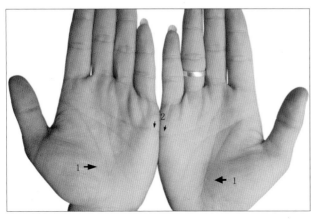

图 5 男，24 岁。1. 双手生命线均走到下方出现空白断裂，提示家族有脑中风致半身不遂病人史。2. 双手感情线小指下出现小岛纹，为耳鸣信号。

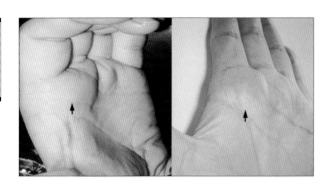

图6　成年人左手巽位鼓起高大，临床发现多为脑血管畸形，应预防脑出血发生。

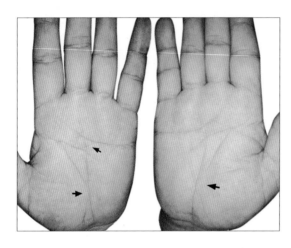

图7　男，62岁。1.双手生命线均走到下方出现空白断裂，提示家族有脑中风致半身不遂病人史。2.左手有贯桥线，应预防冠心病发生。

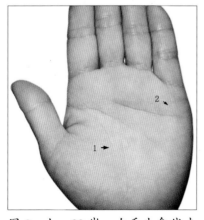

图8　女，38岁。左手生命线走到1/2处消失，末端分小叉纹，提示有家族突发性脑出血，其父患脑出血及家中先后有4人均因突发性脑出血而亡。

### 中风预防

预防一：表现为头部无名原因一阵发沉，一阵头晕，或耳朵内一阵风响，或平时记忆力好忽然无记性。用化瘀药蒲黄，补气药黄芪，引经药川芎，利于药物吸收药苍术。上药可预防。

预防二：厚朴、大黄、枳实、羌活。通便降脑压。

预防三：知柏地黄丸、防风通圣丸。

图9　是笔者学习前贤经验并临床应用指导防病理想方，供读者参考。应在医师指导下应用。

## 10. 脑内伤史、脑萎缩

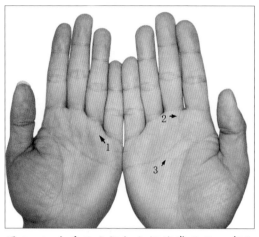

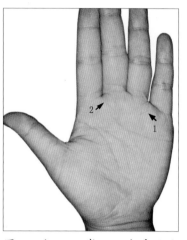

图1 1.左手无名指与小指缝掌面处，有方形纹符号，提示幼年脑膜炎等其他脑内伤史。2.右手中指与食指缝掌面处，有方形纹符号，提示鼻炎信号。3.右手方庭内有明显的贯桥线，提示心脏有问题。

图2 女，24岁。1.左手无名指与小指缝掌面处，有方形纹符号，提示幼年脑内伤史。2.中指与食指缝掌面处，有方形纹符号，提示鼻炎信号。

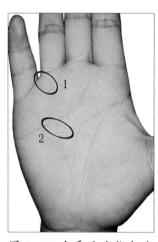

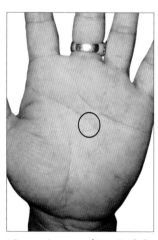

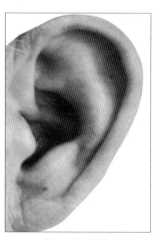

图3 1.右手无名指与小指缝掌面处，有方形纹符号，提示幼年脑内伤史。2.无名指下方庭内有叶状岛纹相切于感情线与智慧线，提示乳腺增生。

图4 女，50岁。左手智慧线上被小方形纹叩住，提示记忆力减退及脑萎缩信号。

图5 成年人耳垂根部皱缩样，提示脑萎缩信号。

## 11. 受伤性头痛

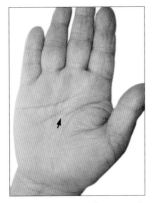

图1 女，57岁。右手智慧线中央有断裂之迹，为受伤性头痛。

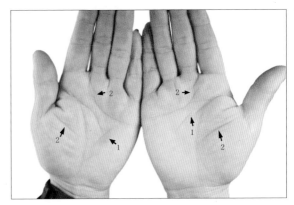

图2 男，40岁。1. 左手智慧线末端被干扰线干扰，右手智慧线有断裂之迹，为偏头痛及受伤性头痛信号。2. 双手感情线均走流到中指与食指缝，双手震位凹槽状，为消化功能障碍。

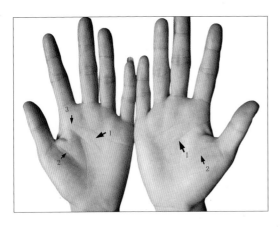

图3 女，25岁。1. 双手智慧线中央有断裂之迹，为受伤性头痛。2. 双手震位凹槽状，提示消化功能差。3. 左手感情线末端走流下弯到智慧线起点，为睡眠障碍。

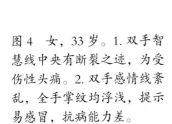

图4 女，33岁。1. 双手智慧线中央有断裂之迹，为受伤性头痛。2. 双手感情线紊乱，全手掌纹均浮浅，提示易感冒，抗病能力差。

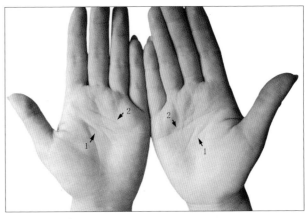

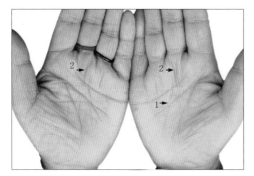

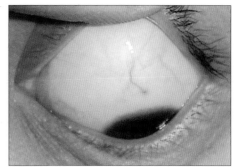

图 5　女，43 岁。1. 右手智慧线上有明显的方形纹叩住，为受伤性头痛史。2. 双手中指下有明显的竖干扰线，为慢性气管炎信号。

图 6　女，39 岁。目白睛上方有血管走向黑睛方向，末端有似火柴头样黑色斑片，为受伤性头痛。

## 12. 血管性头痛

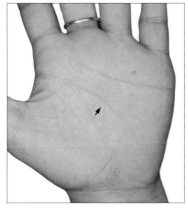

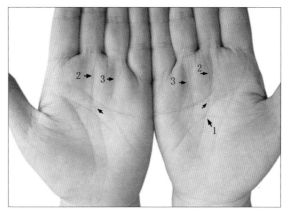

图 1　女，33 岁。左手智慧线上被米字纹干扰，为血管性头痛信号。

图 2　女，63 岁。1. 右手智慧线上被米字纹干扰，为血管性头痛信号。2. 双手中指下感情线上有明显的干扰线，为慢性支气管炎。3. 双手均有明显的长的太阳线，为颈椎增生。

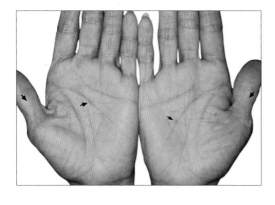

图 3　女，51 岁。双手智慧线上均被米字纹干扰，双手大拇指第二节指节面纹杂乱，为严重性血管性头痛信号。

## 13. 习惯性头痛

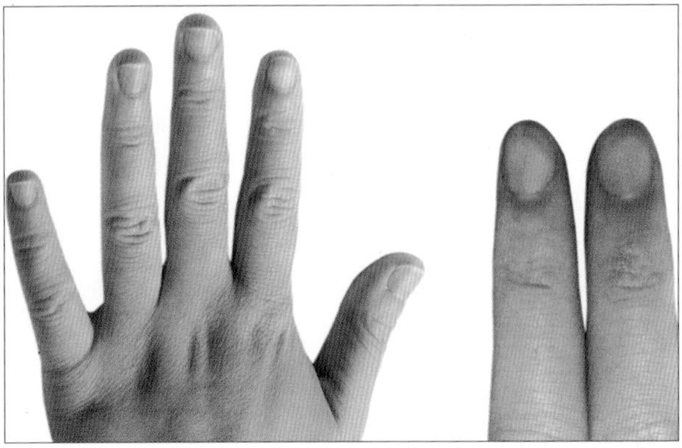

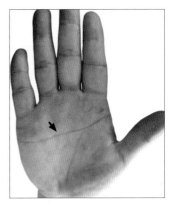

图1 无论男女，指甲小于本指节的1/3为小指甲，提示习惯性头痛。

图2 男，38岁。右手为通贯掌，提示习惯性头痛。

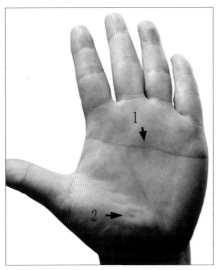

图3 男，38岁。1.左手为链状通贯掌，提示习惯性头痛。2.大鱼际处有小凹陷坑，为腰椎间盘突出病史。

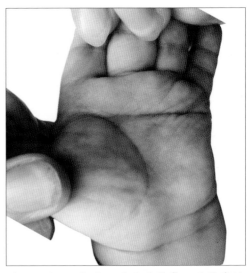

图4 男，6个月。明显通贯掌，通贯掌临床证实多为父亲遗传，此人有先天喜欢美术之天赋，当笔者讲话到此时，其母亲抢过话头说，他爷爷就是有名的大画家，他爸爸也是美术专业研究生。

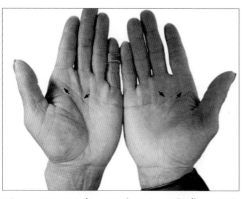

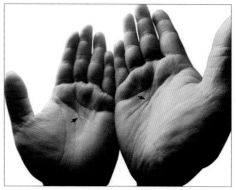

图 5　男，54 岁。双手呈大川字掌，双手智慧线长而平直，提示此人性格倔强，为习惯性头痛信号。

图 6　女，20 岁。双手智慧线末端分大叉，为习惯性头痛信号。

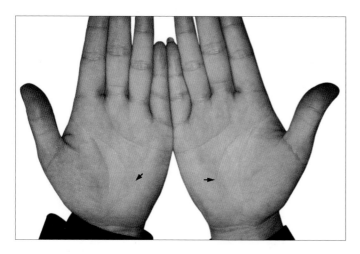

图 7　女，25 岁。双手智慧线走流坠入月丘，为习惯性头痛信号。

图 8　女，64 岁。
1. 左手智慧线附着生命线而行，为习惯性头痛信号。2. 右手智慧线细弱并有岛纹，为眩晕信号。

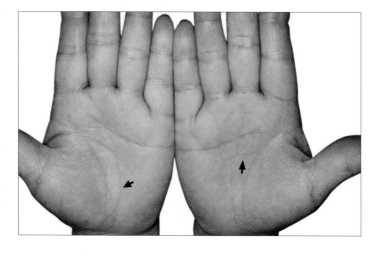

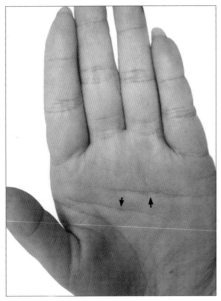

图 9　智慧线与感情线之间呈平直相等状，临床发现此类人过分追求完美，易患头痛。

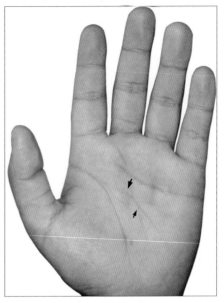

图 10　女，35 岁。智慧线中央有大岛纹，为眩晕信号；若末端分叉，为头痛信号。

## 14. 紧张、压力性头痛

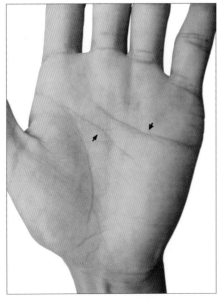

图 1　感情线比生命线颜色深，发红，智慧线上有细小干扰线，为压力性头痛。

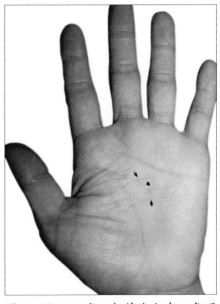

图 2　男，40 岁。智慧线上有三条明显的干扰线，为严重的压力性头痛。

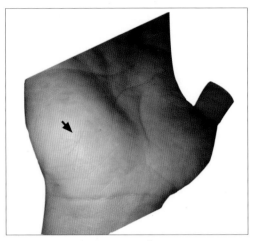

图3　男，43岁。月丘有明显的米字纹，为劳累过度引起压力性头痛。

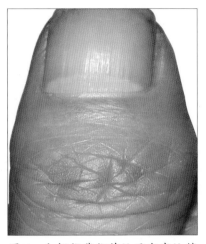

图4　大拇指背指节纹呈米字纹符号，提示精神压力大，压力性头痛。

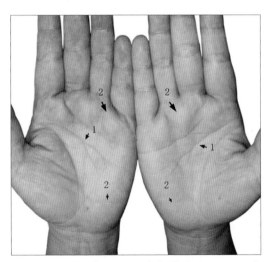

图5　女，47岁。1.左手智慧线分叉，右手智慧线分叉又有干扰线，为压力性头痛。2.双手均有笔直放纵线，指缝下掌面有明显的凸起脂肪丘，提示应预防糖尿病发生。

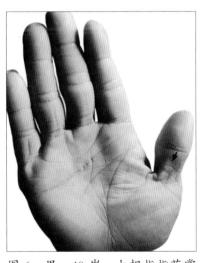

图6　男，40岁。大拇指指节掌面有明显的杂乱纹，为压力性头痛。

## 15. 脑肿瘤

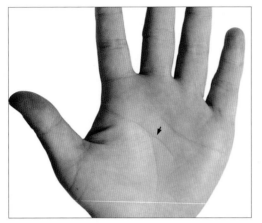

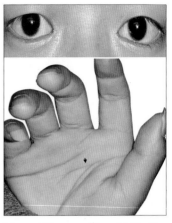

图 1　脑线从中指下生命线上生出，为早期脑肿瘤倾向信号。

图 2　男，17 岁。脑肿瘤。1. 双眼瞳孔变异，2. 脑线从中指下生命线上生出。

图 3　男，28 岁。1. 双手脑线从中指下生命线上生出，为早期脑肿瘤倾向信号。2. 双手碱区增大，为低血压信号。

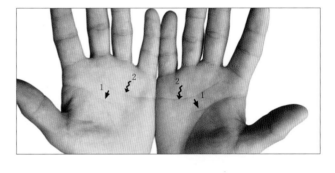

## 16. 眩晕

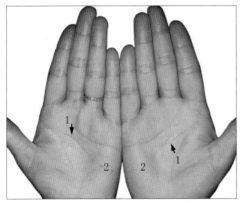

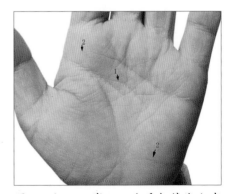

图 1　女，40 岁。1. 双手智慧线上均有大岛纹，为生理性眩晕信号。2. 双手渗油样发光亮，为关节炎信号。

图 2　女，43 岁。1. 左手智慧线上有大岛纹，为生理性眩晕信号。2. 感情线末端走流到智慧线起点，有明显的放纵线，为睡眠障碍。

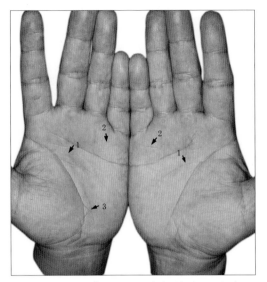

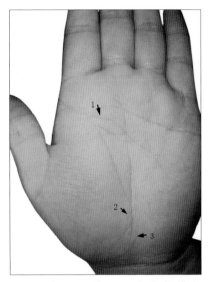

图 3　男，38 岁。1. 双手智慧线上均有大岛纹，为生理性眩晕信号。2. 双手有明显干扰线，并被细干扰线干扰，提示此人患有肝病史。3. 左手生命线下方外侧有小三角纹，为疝气史。

图 4　女，35 岁。1. 左手智慧线上有大岛纹，为生理性眩晕信号。2. 左手生命线下方有明显饱满的小岛纹，为子宫肌瘤。3. 坎位有垂直的凸起岛纹，为痔疮病史。

## 17. 近视

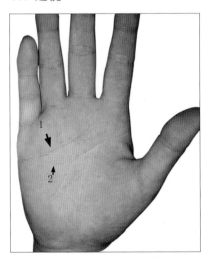

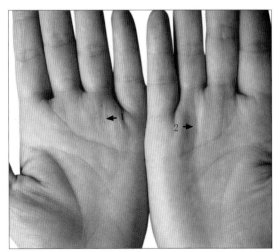

图 1　女，21 岁。1. 感情线无名下有倒 "8" 字纹，为高度（400~600）近视信号。2. 有明显的颈椎增生线，提示颈椎病信号。

图 2　女，40 岁。1. 左手太阳线上出现小岛纹，为近视信号。2. 右手有明显长的太阳线，为颈椎增生信号。

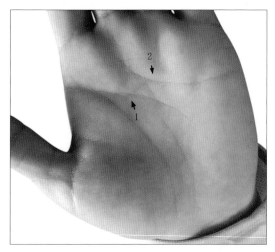

图3　智慧线中央有两个小眼岛纹，提示近视度数高信号。

图4　智慧线中央有小眼岛纹，提示近视信号。

## 18. 失眠、多梦

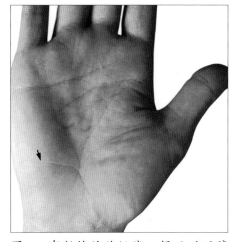

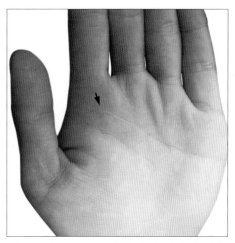

图1　有断续的放纵线，提示睡眠障碍。

图2　男，19岁。感情线末端走流到智慧线起点，提示失眠、神经衰弱。

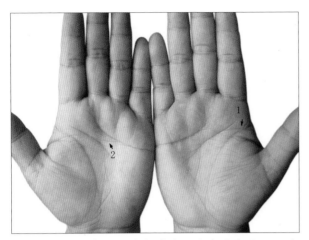

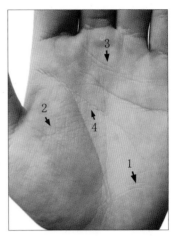

图3 女，40岁。右手智慧线从生命线起点下方走出，提示失眠、神经衰弱。

图4 女，42岁。1.有断续的放纵线。2.震位有杂乱井字纹，提示十二指肠溃疡信号。3.有明显的过敏线，提示过敏体质。4.智慧线中央有几个小眼岛纹，为心肌炎病史。

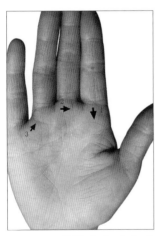

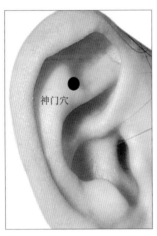

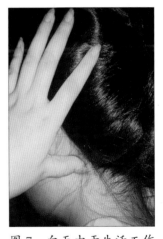

图5 1.感情线末端走流到智慧线起点，提示神经衰弱。2.中指同食指缝下掌面有方形纹符号，为慢性鼻炎。3.无名指同小指缝下掌面有干扰纹符号，为幼年脑内伤史。

图6 凡失眠之人，在耳朵神门穴点压时，此穴痛感明显，可以在此穴压贴中药王不留行，当晚即可改善睡眠。中药治失眠以温胆补中为主，补阴为辅，这就是秘诀。

图7 白天由于生活工作学习纷扰，心神忙乱，全靠夜间睡眠以复元气。失眠休息不好之人，可在晚上睡觉前双手抱头，大拇指反复揉搓耳后失眠穴（即风池穴同翳风穴中间即是）。

## 19. 癫痫

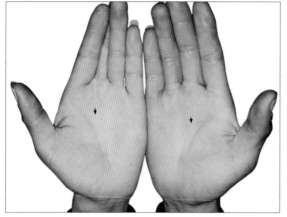

图1　男，25岁。双手智慧线均浅，并从半路生出，提示癫痫信号。

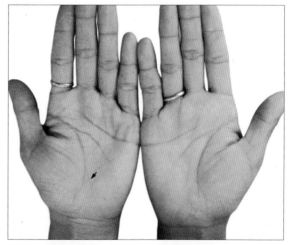

图2　女，25岁。便秘线似主线一样粗而明显，提示癫痫信号。

图3　1.智慧线同生命线之夹角有明显的十字纹，2.有明显的断续放纵线，为癫痫信号。3.生命线下端分明显大叉线，为关节炎信号。

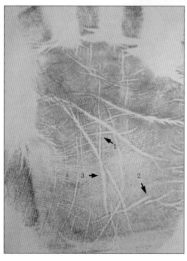

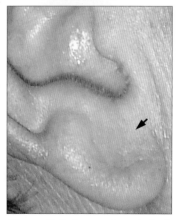

图4　耳垂有1/2呈凹陷大坑者，为多年癫痫信号。

## 20. 耳鸣

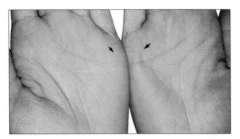

图1 女，40岁。双手性线均出现下压走向，提示肾虚耳鸣。

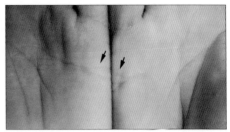

图2 男，37岁。双手小指下感情线起端处均出现岛纹，为幼年中耳炎史。

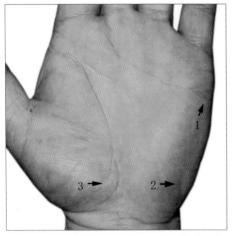

图3 男，31岁。1.左手小指下感情线起端出现岛纹，为幼年中耳炎史、耳鸣信号。2.打击缘上出现凹陷，为肾虚信号。3.生命线下端出现大岛纹，为腰痛信号。

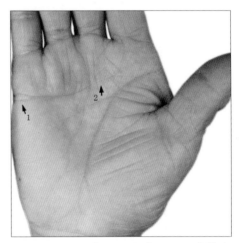

图4 男，62岁。1.右手小指下感情线起端出现岛纹，为耳鸣信号，2.感情线在中指下方被明显的干扰线干扰，为慢性支气管炎信号。

## 21. 甲状腺功能亢进

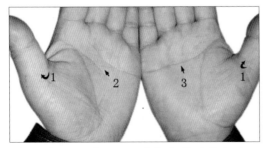

图1 女，45岁。1.双手拇指掌面鼓起有压痛感，为甲状腺功能亢进信号。2.左手有贯桥线。3.右手有明显的通贯掌。

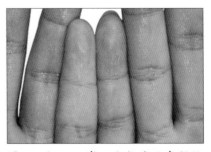

图2 女，27岁。小指腹几条竖纹明显，为甲状腺功能亢进信号。

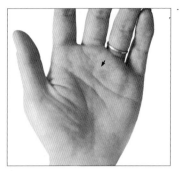

图3 女，46岁。左手过敏线上有明显的岛纹，提示甲亢史。

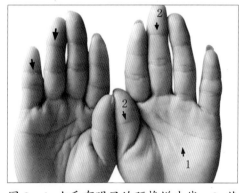

图4 女，42岁。1.双手拇指掌面鼓起有压痛感，为甲状腺功能亢进。2.双手生命线之智慧线之夹角掌面饱满凸起，为脂肪肝信号。3.左手无名指下方庭有叶状岛纹，为乳腺增生信号。

## 22. 颈椎病

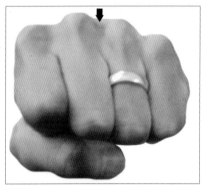

图1 用力握紧拳头时，中指同无名指指骨与掌骨交接处的高凸凹陷处，用手指下压时，有弹力，为颈椎增生。

图2 1.右手有明显的颈椎增生线。2.若一个人十指指节纹均呈光滑一字形纹，说明此人思维飘逸，大脑反应迟钝，智力也差。

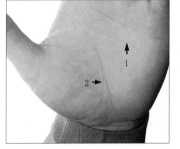

图3 1.左手有明显的颈椎增生线。2.生命线下端分明显大叉纹，提示关节炎。

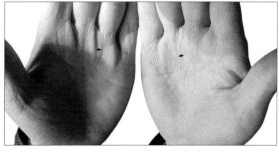

图4 男，58岁。双手均有长而明显的太阳线，为颈椎增生严重。

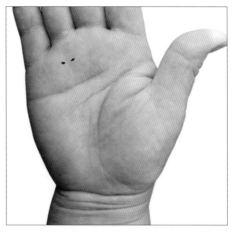

图5 女，30岁。1.左手有明显的太阳线，为颈椎增生。2.中指下有明显的干扰线，为气管炎。3.方庭内有小方形纹符号，为心动过速信号。

图6 有两条平行的太阳线，为颈椎增生。临床发现，凡有两条平行的太阳线，无论男女，经济状况均特别好。

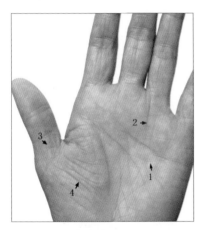

图7 女，49岁。1.有明显的颈椎增生线。2.有明显的太阳线。3.大拇指根位纹萎缩皱褶样。以上有一项指标就可诊为颈椎增生。4.震位有凹槽样纹，并皮下出现了黑包块，提示胃炎。此人做会计工作多年。

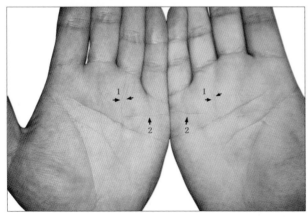

图8 男，某航空分公司总经理。1.双手均有两条平行的太阳线，为颈椎增生。2.双手均有明显的肝损伤线。

## 23. 咽炎（癌）

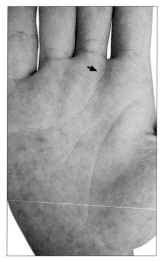

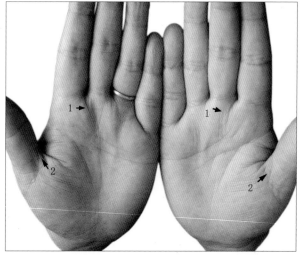

图1　女，25岁。1. 右手食、中指缝下掌面有杂乱纹，为慢性咽炎信号。2. 感情线紊乱，三大主线浮浅，提示此人抗病能力差、易感冒。

图2　男，29岁。1. 双手食、中指缝下掌面有杂乱纹，为慢性咽炎信号。2. 双手大拇指第二节指面有十字纹，为心律失常信号。

## 24. 鼻炎（癌）

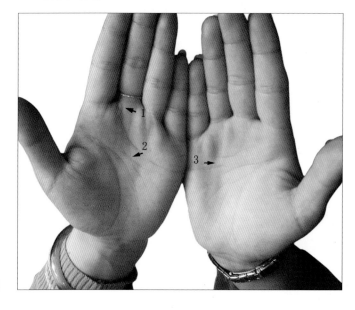

图1　女，41岁。1. 双手感情线末端中指同食指缝下掌面处均出现方形纹符号，为鼻炎信号。2. 左手方庭内有平行线，为方庭狭窄，提示耳鸣信号。3. 右手感情线在无名指下中断，为此人先天在娘胎内形成，因母亲生病胎儿缺氧，握手松开后再次握紧而致纹断裂。

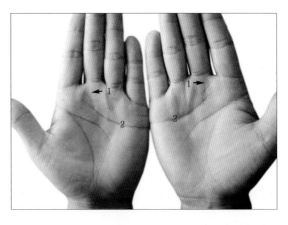

图2 男，34岁。1.双手感情线末端中指同食指缝下掌面处均出现方形纹符号，为鼻炎信号。左手中指同食指缝下掌面处方形纹符号又有细干扰线，也为咽炎信号。2.双手三大主线均为褐色，提示此人应积极防治胆囊方面疾病和血黏稠。

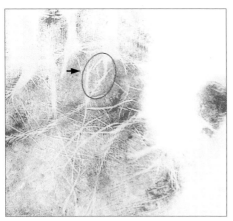

图3 右手食指、中指缝下掌面形成同主线一样粗的方形纹符号，为鼻癌信号。

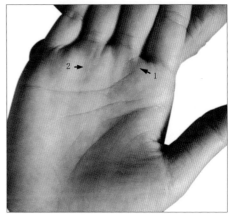

图4 男，31岁。1.右手感情线末端中指同食指缝下掌面处出现明显方形纹符号，为鼻炎信号。2.右手有几条太阳线，为颈椎增生信号。

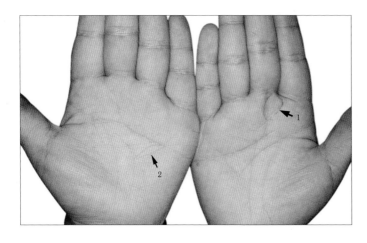

图5 女，28岁。1.右手感情线末端中指同食指缝下掌面处出现明显方形纹符号，为鼻炎信号。2.左手无名指下方庭内出现叶状岛纹相切于感情线与智慧线，为乳腺增生信号。

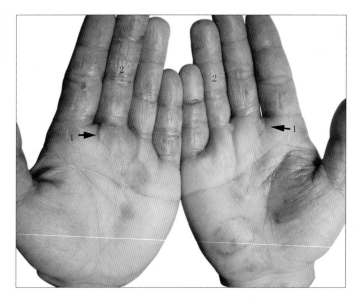

图6 男，32岁。1.双手感情线末端中指同食指缝下掌面处均出现方形纹符号，为鼻炎信号。2.双手为真菌性手癣。治疗参考笔者《新编皮肤病诊疗图谱》一书。

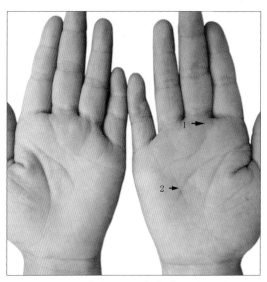

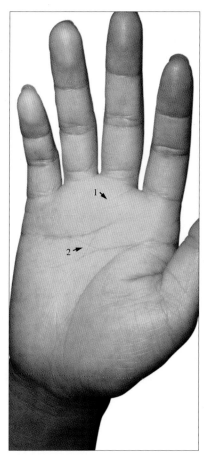

图7 女，34岁。1.右手感情线末端中指与食指缝下掌面处出现明显方形纹符号，为鼻炎信号。2.右手智慧线末端被干扰线干扰，为偏头痛、三叉神经痛信号。

图8 女，22。1.右手食指、中指下掌面有明显的井字纹符号，为鼻窦炎、过敏性鼻炎。2.方庭内有十字符号，为心律失常信号。

## 25. 糖尿病

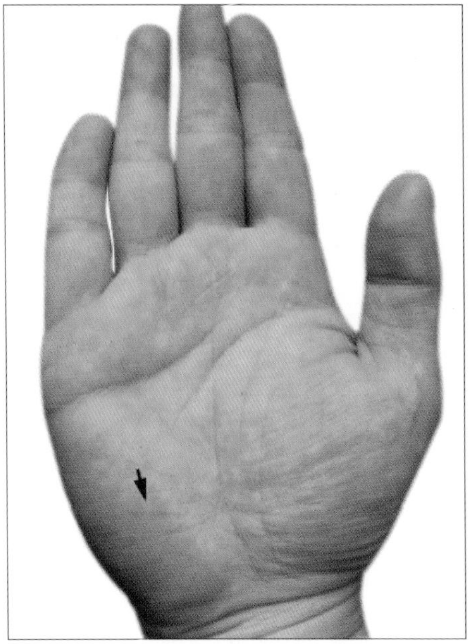

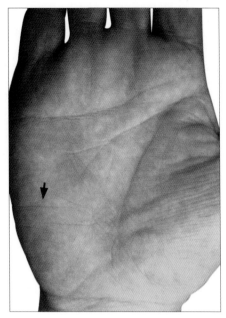

图 1　男，54 岁。手掌红色，放纵线明显，酸区大，为患糖尿病时间较久。

图 2　男，44 岁。放纵线明显，糖尿病，手掌红色明显，应预防脑血管病发生。

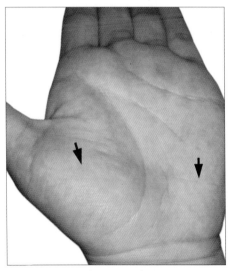

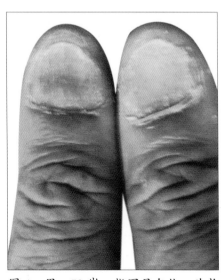

图 3　男，24 岁。放纵线明显，酸区肥大，提示营养过剩，随着年龄的增大应预防糖尿病发生。

图 4　男，52 岁。指甲呈勺状，为长期糖尿病史。

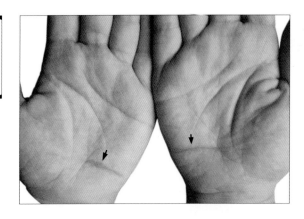

图5 女，31岁。1. 放纵线明显，提示有家族性糖尿病史，2. 右手智慧线末端被干扰线干扰，为偏头痛信号。3. 右手巽位有胆囊结石明显纹路符号。

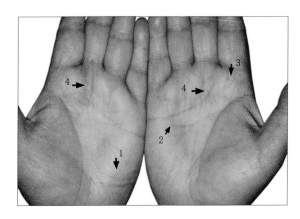

图6 女，65岁。1. 放纵线三条明显，为糖尿病史。2. 右手有颈椎增生线。3. 右手巽位有田字纹符号，为胆囊结石。4. 中指下有明显的干扰线，为气管炎病。

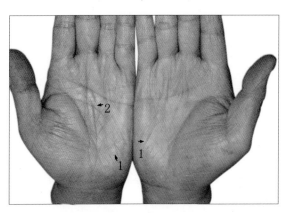

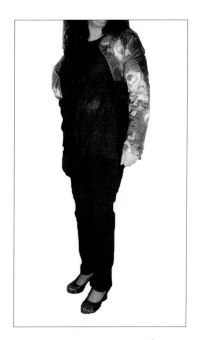

图7 男，50岁。1. 双手月丘有方形纹形成之放纵线，为糖尿病。2. 左手智慧线上干扰线明显，提示脑萎缩，记忆力下降，病人告诉说他还有脑梗死病史。

图8 无论男女，凡上身肥而下肢消瘦者，均为糖尿病家族遗传体型。

## 26. 脑动脉硬化

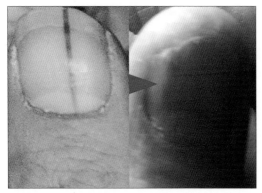

图1 大拇指甲面有一条不凸起的黑色纵线纹，为脑动脉硬化、血稠。小孩或少年为常吃油炸食品之类形成。

图2 若一个人瞬间出现偶然眩晕，用钢笔杆或点穴棒用力在手掌心直划几下，若腮部口内处有发热或有分泌物感，提示脑动脉硬化明显。

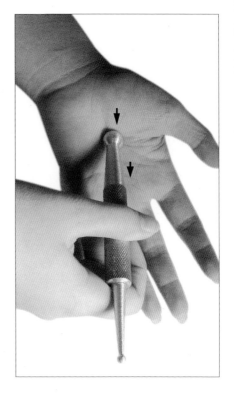

## 27. 肺气肿

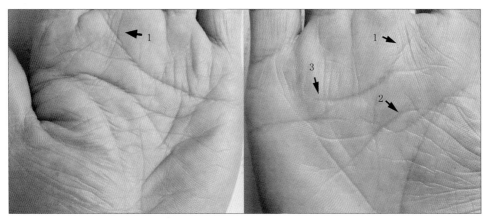

图1 双手中指缝下感情线分叉，又被明显的干扰线干扰，为长期肺气肿。

图2 男，74岁。1.中指下感情线被明显的干扰线干扰，提示严重肺气肿。2.有明显的太阳线，提示颈椎增生。3.指节有川字纹，又有真健康线，提示此人抗病能力强。

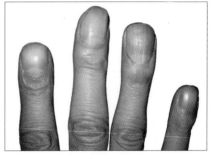

图3 十指甲为大指甲，无名指指甲尤其肥大，为肺气肿。

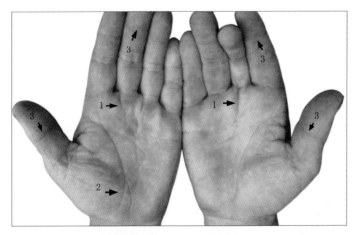

图4 男，65岁。1.中指下感情线被一条明显竖线干扰，提示严重肺气肿。2.左手生命线下端分明显大叉，提示关节炎。3.十指节末端指节纹均为一道光滑线，为思维飘逸，注意力不易集中，记忆力差。

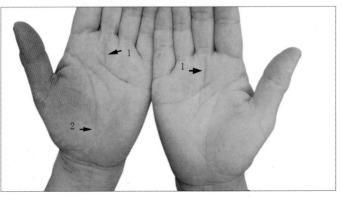

图5 女，64岁。1.中指下感情线被一条明显竖线干扰，提示严重肺气肿。2.左手生命线走到2/3处消失，建议晚上不要长期饮牛奶等补钙保健品，提示有遗传性泌尿系结石史。

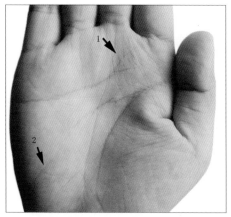

图6 女，47岁。右手中指缝下感情线
分叉，又被干扰线干扰，为早期肺气肿。

图7 耳垂面上出现软棉状鼓
包，为严重肺气肿。

## 28. 支气管炎

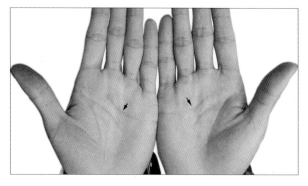

图1 男，28岁。双手感情线
紊乱，易患支气管炎。

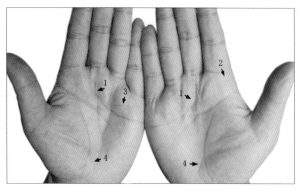

图2 男，60岁。1.双手感情线被数条干扰线干
扰，为慢性支气管炎。2.右手巽位有明显米字纹，
为胆囊结石。3.左手有明显的肝分线。4.双手生命
线下方外侧有明显小三角纹符号，为疝气史。

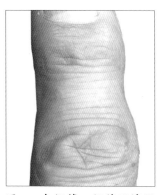

图3 食指第二指节呈蜂腰
状，为慢性支气管炎。

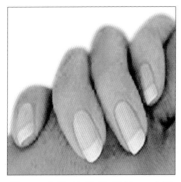

图4 十指甲呈卷筒状，为慢性支气管炎。

图5 十指甲呈大指甲，为慢性支气管炎。

## 29. 肺结核

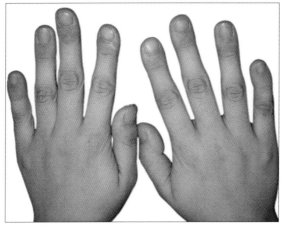

图1 女，25岁。十指末端呈鼓槌状，为幼年肺结核史、百日咳史。病人当时告诉说，她家族连续三代人都有肺癌遗传史。

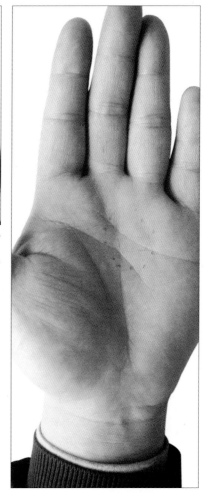

图2 男，37岁。无名指下感情线上出现稍大方形纹，为幼年肺结核病史。

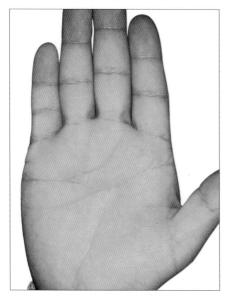

图3 男，29岁。无名指下感情线上出现断续的方形纹，为幼年肺结核病史。

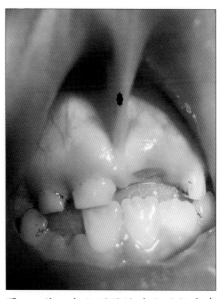

图4 若一个人顽固性咳嗽用抗生素不效者，且口上系带上有褐色斑点，为肺结核正处于发作期。

## 30. 肺心病

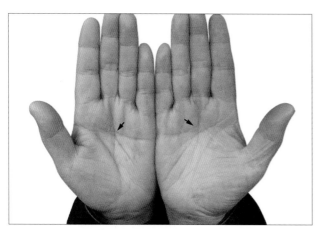

图1 双手方庭狭窄，又有贯桥线，中指下感情线上有干扰线，为肺心病信号。

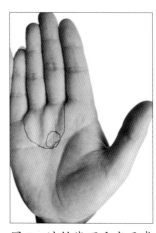

图2 过敏线下垂交于感情线，方庭有十字、丰字纹，为肺心病信号。

## 31. 肺癌

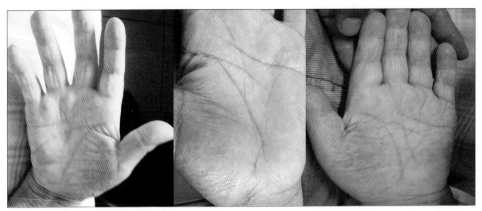

图1　凡癌症患者到了中晚期，双手掌均呈朽木色泽样。以上3幅图分别为3个肺癌病人手掌。

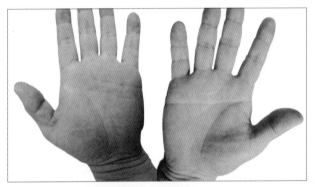

图2　男，34岁，哈尔滨人。久咳治疗好长时间无效，双手掌出现黑色样，建议检查肺部，怀疑肺癌。后查结果为肺癌早期。

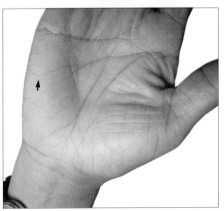

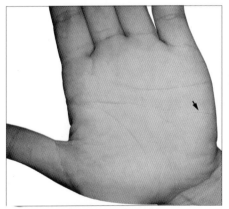

图3　男，45岁。右手出现悉尼线，兑位末端又有岛纹，提示肺癌先兆。

图4　女，44岁。左手出现悉尼线，兑位末端又有岛纹，无论病人感觉如何，若咳嗽用药半个月无效时，应积极去医院检查排除肺癌发生。

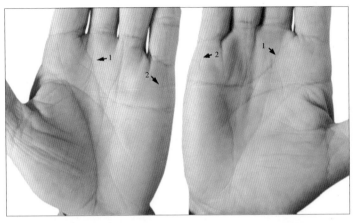

图5 男，61岁。1. 双手感情线在中指下方被刀刻样干扰线干扰，为肺癌信号，后医院确诊为气管癌。2. 双手性线被干扰线明显干扰，为慢性前列腺炎史。

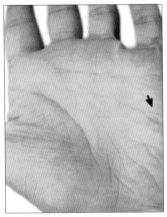

图6 女，27岁。手掌黑褐色，无正常手掌色泽，兑位又有岛纹出现，为肺癌信号。

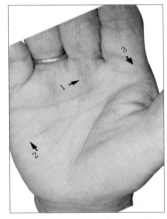

图7 女，66岁。1. 右手中指下感情线有明显干扰线，又有悉尼线，提示积极防范肺癌发生。2. 右手巽位出现米字纹，为胆囊结石。

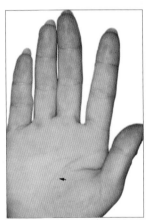

图8 女，24岁。生命线中央出现稍大岛纹，提示有肺癌家族史，病人当时说，她家族有4个人均死于肺癌。

## 32. 乳腺增生

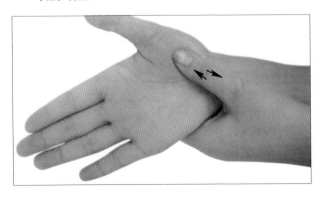

图1 用大拇指腹在患者手掌酸区上下用力推按，若皮下有结节，并有压痛感，提示青年女性乳腺增生发作期，较严重。

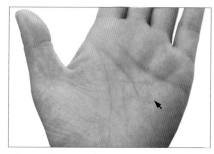

图2 女，34岁。无名指下方庭乳房反射区有叶状岛纹，为乳腺增生。

图3 女，40岁。无名指下方庭乳房反射区有米字样纹符号，为乳腺增生。

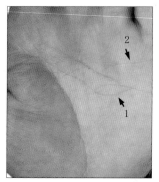

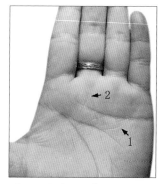

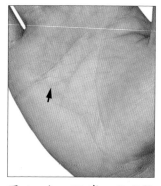

图4 女，30岁。1.无名指下方庭乳房反射区有叶状岛纹，为乳腺增生。2.有明显长的肝脏损伤线。

图5 女，27岁。1.无名指下方庭乳房反射区有叶状岛纹，为乳腺增生。2.感情线在中指下被众条细干扰线干扰，为肺气肿、支气管炎信号。

图6 女，37岁。无名指下方庭乳房反射区有双层叶状岛纹，为乳腺增生及腋窝下习惯性淋巴结炎信号。

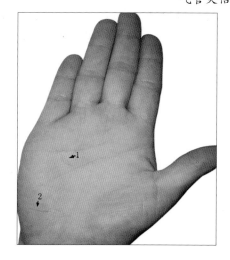

图7 女，29岁。1.无名指下方庭乳房反射区有小叶状岛纹不相切于感情线及智慧线，为乳腺纤维瘤信号。2.有明显的断续放纵线，提示睡眠差。

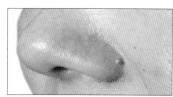

图8 女，33岁。鼻翼上生有黑痣者，临床证实多易患有乳腺增生。

## 33. 乳腺癌

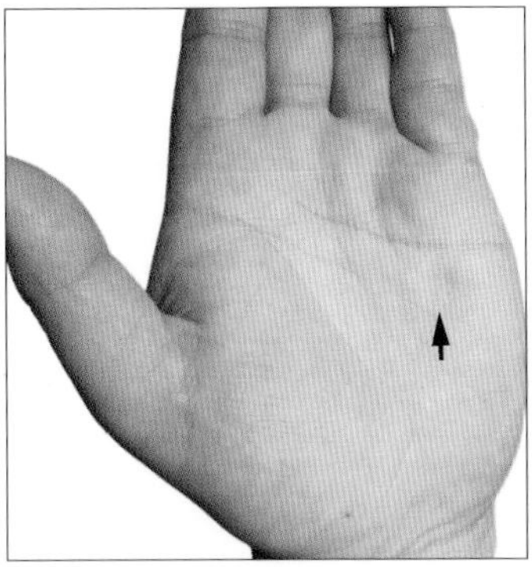

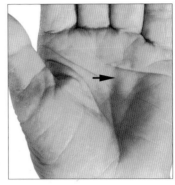

图1 手掌无名指下方庭乳腺反射区出现凹陷，为乳腺癌手术史。

图2 手掌无名指下方庭乳腺反射区出现皮发硬，为乳腺癌手术史。

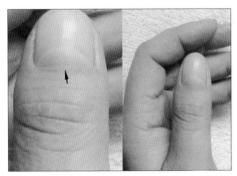

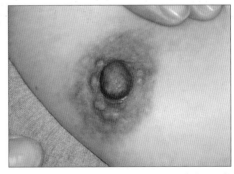

图3 十指甲白色月眉为黑暗色，尤以大拇指为最明显，提示癌症中晚期。

图4 乳头呈周脱皮干燥，是早期乳腺癌信号。

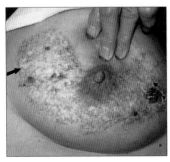

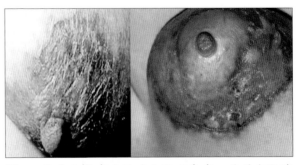

图5 乳腺癌从发现开始持续14年左右，其间乳晕周围产生粉红色的干癣皮肤之后硬块逐渐增大，直到变大流液。

图6 乳房上患有皮肤病久治不愈者，为早期乳腺癌信号。

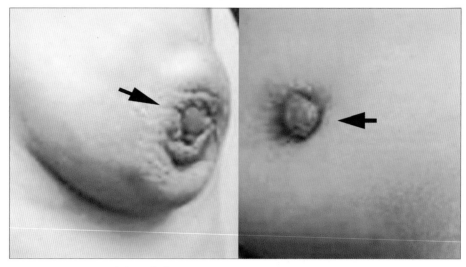

图7 乳头凹陷是早期乳腺癌信号。

## 34. 腋下淋巴结炎（核）

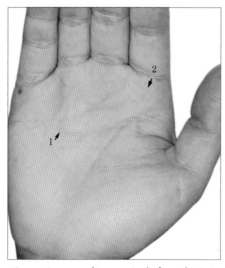

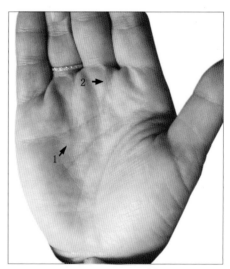

图1 女，23岁。1.右手有两条平行的颈椎增生线，为习惯性腋窝淋巴结炎。2.巽位有明显的干扰线，为胆结石信号。

图2 女，36岁。1.右手有两条平行的颈椎增生线，为习惯性腋窝淋巴结炎。2.食、中指缝下掌面纹杂乱，为慢性咽炎信号。

## 35. 胆囊疾病

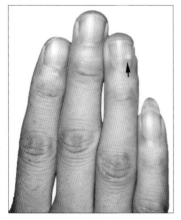

图1　右手无名指甲面有明显白斑片，为胆囊结石信号。

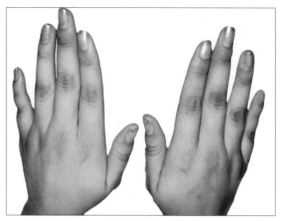

图2　成年人双手指背关节处皮肤有明显褐色，为胆囊炎信号。

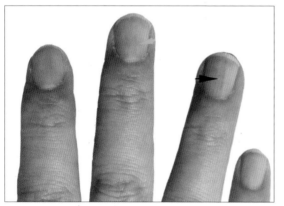

图3　右手无名指甲面有明显的凸竖条纵线，为胆囊结石信号。

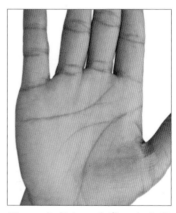

图4　成年人双手掌三大主线明显黑褐色，为血稠，并应积极防治胆囊疾病发生。

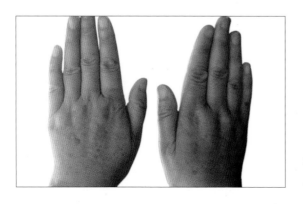

图5　女，51岁。双手背有明显褐色斑块，为胆囊结石，临床多为胆囊切除之迹。

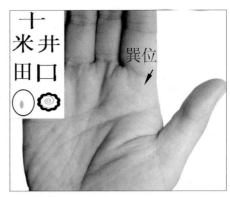

图6 无名指比其他手指明显变细弱，为胆囊结石。

图7 女，32岁。右手巽位掌面呈井、十、米、口、田字或皮发硬，或皮下出现红斑点，或皮肤有凹陷，均提示胆囊结石或胆囊切除史。

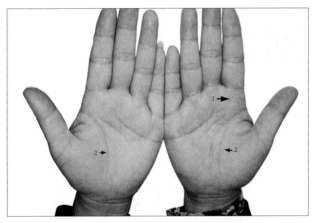

图8 女，42岁。1.右手巽位掌面皮肤有凹陷，提示胆囊切除史。2.双手均有双条生命线，提示此人抗病能力强，精力充沛。

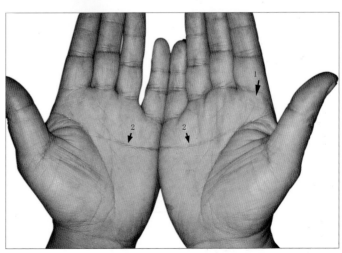

图9 1.右手巽位出现十字纹，为胆囊结石。2.双手均出现通贯掌，提示生理性头痛信号。

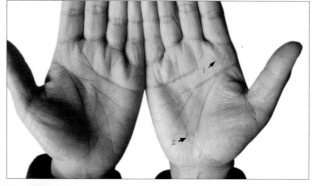

图10　女，32岁。1. 右手巽位出现田字纹，为胆囊结石。2. 右手智慧线上出大岛纹，为眩晕信号。3. 左手中指下感情线上出现干扰线，为慢性支气管炎。

图11　女，46岁。1. 右手巽位出现皮发硬，双手掌纹为深褐色，为胆囊结石。2. 右手非健康线下方出现小岛纹符号，提示肾囊肿信号。

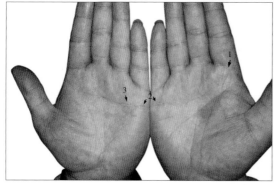

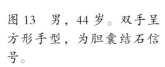

图12　男，41岁。1. 右手巽位出现方格纹符号，为胆囊结石。2. 双手小指下感情线上均有小岛纹，为幼年中耳炎史。3. 左手无名指下感情线上出现狭长小岛纹，为食物、药物损肝、伤肝史。4. 双手掌深红色，为高血压发作信号。

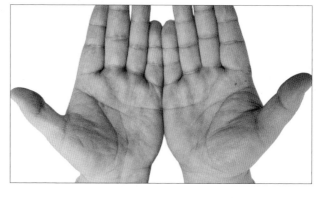

图13　男，44岁。双手呈方形手型，为胆囊结石信号。

## 36. 脂肪肝

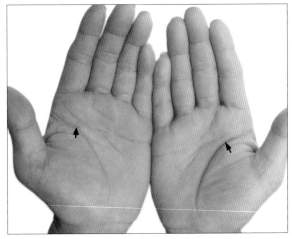

图1　智慧线同生命线之夹角凸起，掌纹为黑褐色，为脂肪肝信号。

图2　男，51岁。双手掌智慧线同生命线之夹角凸起，为脂肪肝信号。

## 37. 肝损伤

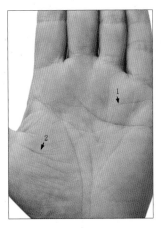
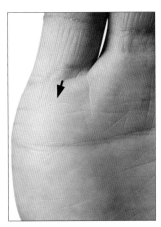
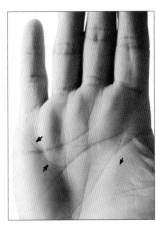

图1　男，36岁。1.性线延长到无名指下，为肝损伤线，提示肝损伤史。2.震位有凹槽，为慢性胃炎，消化不良。

图2　男，30岁。右手有明显的肝分线，且线上有岛纹，提示此人多因暴饮酒，或药物损伤肝脏史。

图3　男，50岁。肝分线延长穿过三大主线，为严重的肝损伤史，多因暴饮酒，或药物损伤肝脏史。若此线完整不中断走向大拇指掌面，为变异线。

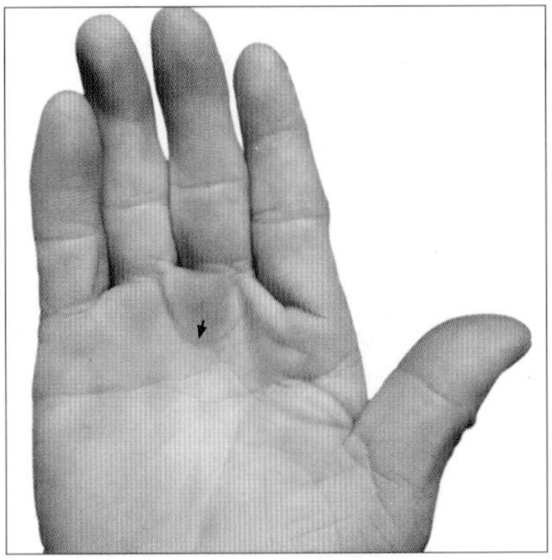

图4 男，47岁。有明显的土星环，为长期肝气不舒，震位有凹槽，提示消化不良。手指节均为光滑一道纹，提示大脑反应迟钝。

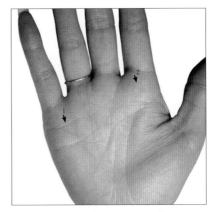

图5 女，34岁。1. 右手有明显的肝分线，全掌发黄，为肝损伤史。2. 右手巽位有明显的十字纹，为胆囊性疾病。

图6 女，44岁。手背指节有明显血管浮露，为乙肝史，应提防肝癌发生。

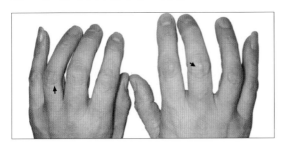

## 38. 遗传性肝硬化

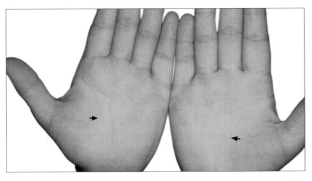

图1 无论男女，生命线走到1/2处消失，均提示此人有家族遗传性肝硬化病史。建议从年轻时应该积极预防，养成良好的生活习惯、生活方式，不饮酒，不吸烟，不长期大怒及忧郁。

图2 成年人十指甲均呈乳白色，为早期肝硬化。

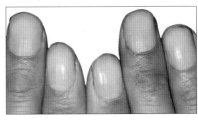

## 39. 肝囊肿

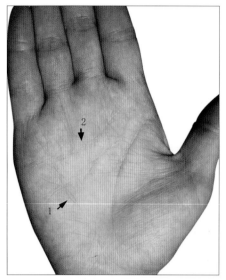

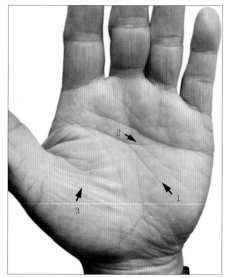

图1　女，37岁。1.右手非健康线中央有小岛纹符号，为肝囊肿信号。2.右手感情线呈链条状，为长期支气管炎信号。

图2　男，35岁。1.左手非健康线中央有小岛纹符号，为肝囊肿信号。2.方庭有明显的贯桥线，为冠心病信号。3.震位有凹槽，提示此人长期消化功能障碍。

## 40. 食管癌

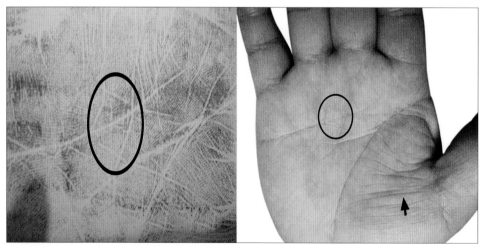

　　无论男女，只要手掌感情线中央有明显似图样方形纹符号叩住干扰，为家族遗传性食管癌史。照片图为某男，54岁，方形上方还没有明显框图完全，当笔者手诊时告诉他有食管癌家族史时，他说他大舅就是食管癌病去世的。红色印图方形明显，已经患有食管癌症了。

## 41. 胃下垂

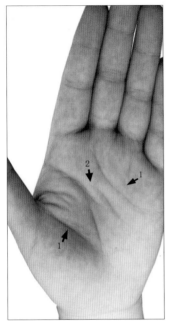

图1　女，28岁。1. 长方形手型，震位有横凹槽，为胃下垂及长期消化不良。2. 智慧线上有大岛纹，为眩晕。

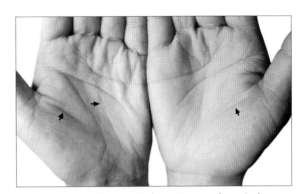

图2　女，34岁。左手命运线顶端有竖直岛纹做终结，为胃下垂。

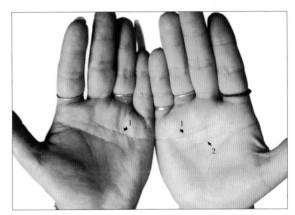

图3　无论男女，1. 双手呈长方形，碱区扩大，为胃下垂。2. 右手智慧线平直，提示此人性格固执倔强。

## 42. 胃溃疡

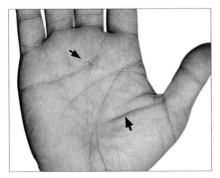

图1　男，45岁。感情线在中指下被小方形纹或很短的干扰线干扰，震位有凹槽，为胃溃疡信号。

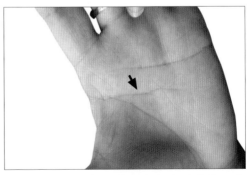

图2　男，25岁。胃痛发生时，手掌心皮下发红，为胃溃疡引起的胃出血。

### 43. 十二指肠球部溃疡

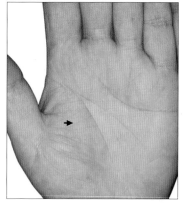

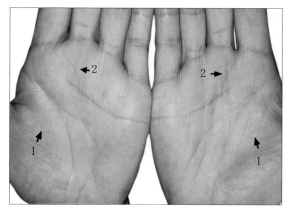

图1 男，34岁。手掌震位有井字纹符号，为十二指肠球部溃疡信号。

图2 女，44岁。1.双手掌震位有井字纹符号，为十二指肠球部溃疡信号。2.感情线末端被明显的干扰线干扰，为慢性气管炎史。

### 44. 慢性胃炎

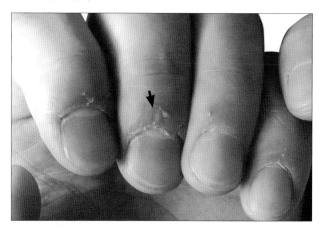

图1 女，30岁。指甲长倒刺者，为肠胃神经官能症，提示近期消化不良。

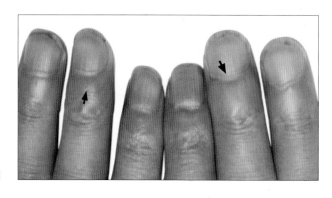

图2 男，43岁。甲根皮囊光滑，指甲皮带增宽，为慢性胃炎。

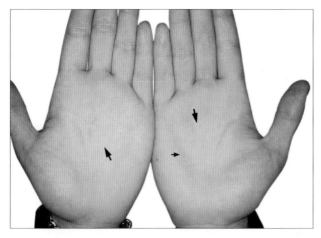

图3　男，19岁。双手掌心发白，非健康线呈现梯形，为近期消化不良。

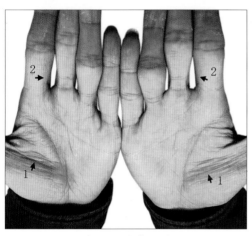

图4　男，44岁。双手掌消瘦，指缝隙大，震位塌陷，为长期慢性胃炎。

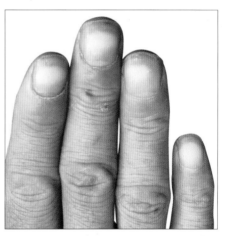

图5　男，23岁。指甲面中央发白色，为慢性胃炎。

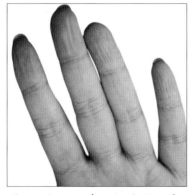

图6　女，34岁。指腹竖纹多，为近期消化不良、胃炎。

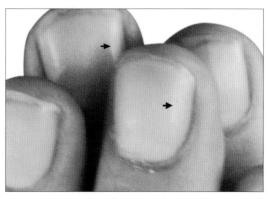

图7　男，28岁。中指甲一侧呈方菱形，为胃窦炎病史。

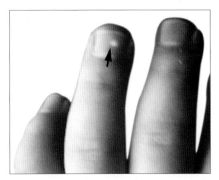

图8 男，38岁。中指甲竖凹槽，甲沟皮粗，为慢性胃炎。

图9 男，3岁。无名指甲面出现白斑，为消化不良。

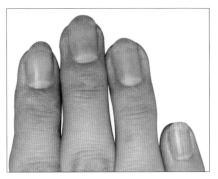

图10 成年人甲薄似纸，为长期消化不良、营养不良。

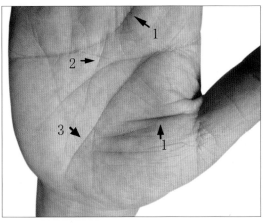

图11 男，37岁。1.震位有明显凹槽，感情线走流入食指、中指缝内，为消化不良。2.方庭有明显十字纹，为心律不齐。3.生命线末端分叉，为关节炎信号。

## 45. 萎缩性胃炎

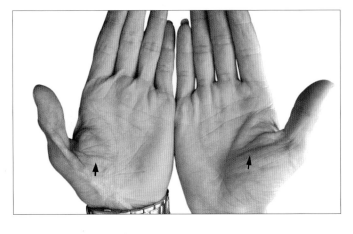

图1 男，33岁。双手消瘦干瘪样，震位有塌陷，为萎缩性胃炎。

## 46. 脾囊肿

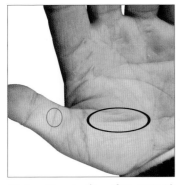

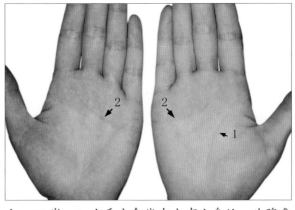

图2 男，42岁。震位塌陷横凹槽深刻，为萎缩性胃炎。凡萎缩性胃炎临床上多见舌下溃烂并发黑。

女，29岁。1. 右手生命线中央有小岛纹，为脾囊肿信号。2. 双手感情线紊乱，为长期呼吸道功能差、易感冒。

## 47. 胃癌（肝癌）

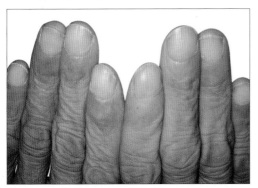

诊　　断：胃底癌（进展期）
慢性萎缩性胃炎

病理诊断：

图1、图2 男，48岁。口臭如鸡蛋变质，十指甲周干燥，甲色呈朽木色，建议患者立即做胃镜检查。后确诊为进展期胃癌。

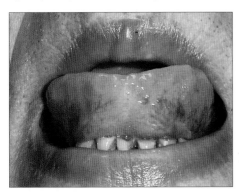

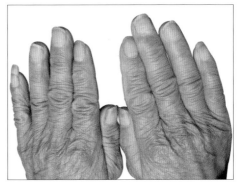

图3、图4 男，75岁。舌头下溃疡，十指甲周干燥，甲色呈朽木色，为胃癌。

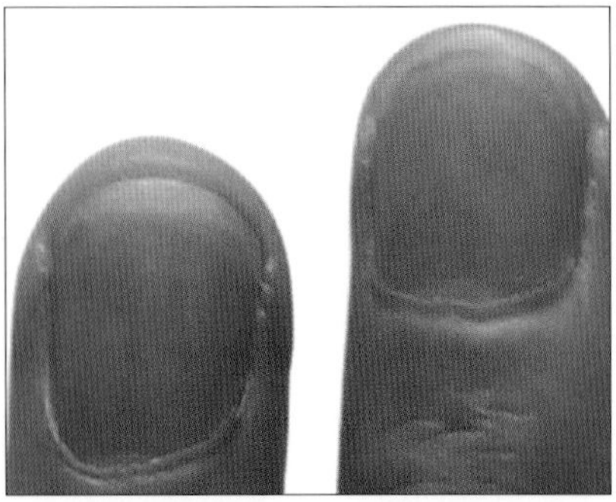

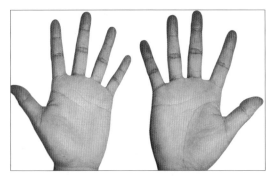

图5 十指甲周明显干燥裂缝，建议高度警惕胃癌发生。

图6 男，35岁。双手色泽晦暗，皮下出现黑色斑点，为早期肝癌。

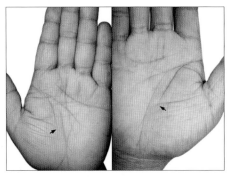

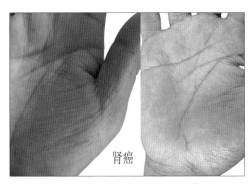

肾癌

图7 左图：男，44岁，左手。右图：男，50岁，右手。两人手掌为枯黄色，均为肝癌中期。

图8 临床发现，无论任何晚期癌症病人，双手掌色泽都呈朽木腊肉样干燥。

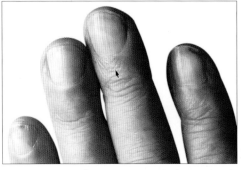

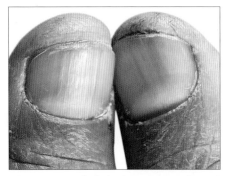

图9 男，50岁。十指甲朽木色，尤以中指甲皮囊及指甲发黑暗斑，胃癌已切除。

图10 凡肝癌晚期病人十指甲均呈图样乌黑而干燥。

## 48. 乏力症

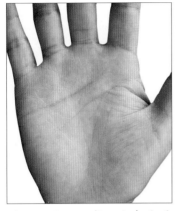

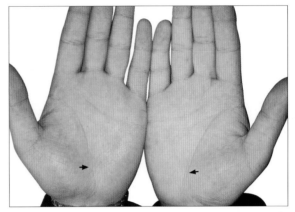

图1 男，30岁。生命线浮浅几乎看不到，提示此人乏力症，运动耐力差。

图2 男，25岁。双手生命线下方均出现狭长岛纹，为乏力症信号。

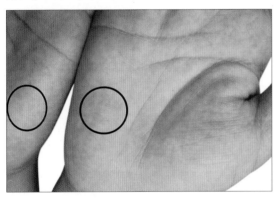

图3 男，35岁。双手月丘均出现指腹样皮纹，提示此人三力差（运动耐力、抗病能力、免疫功能）。

## 49. 坐骨神经痛

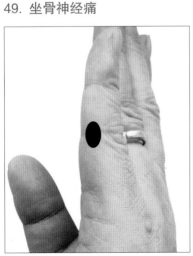

若一个人小指第二关节外侧有压痛感时，为坐骨神经痛。

## 50. 鱼鳞病

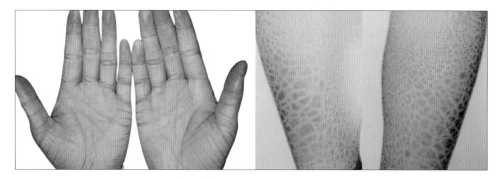

女，19岁。凡双手皮肤干燥皮硬，均为鱼鳞病（右图）。

## 51. 日光性皮炎（过敏体质）

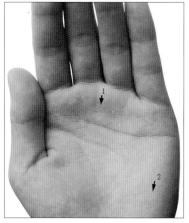

图1　1.左手有明显的过敏线，提示此人为过敏体质（皮肤、支气管及肠胃道）。2.有明显的断续放纵线，为多梦、睡眠障碍。

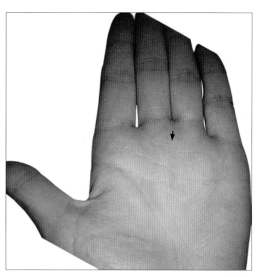

图2　左手有明显的多条过敏线，提示过敏体质严重。

## 52. 大病史（中毒史）

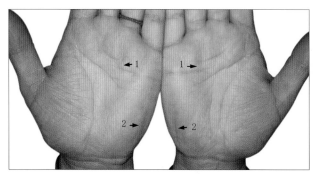

图1　女，47岁。1.双手感情线无名指下均断裂，为先天在娘胎里缺氧造成。2.双手月丘外侧打击缘处凹陷，为肾虚所致。

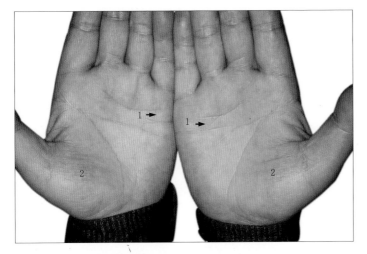

图2 男，45岁。1.双手感情线无名指下均断裂，为先天在娘胎里缺氧造成。2.双手酸区肥大，为高血压信号。

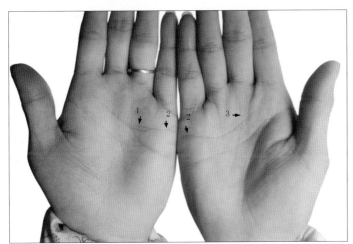

图3 女，27岁。1.左手无名指下感情线上有狭窄长小岛，为幼年或食物，或药物，或煤气中毒史或泪囊炎史。2.双手小指下感情线上有小岛纹，为耳鸣信号。3.右手中指下感情线上干扰线多，为支气管炎信号。

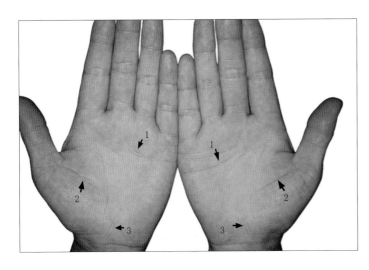

图4 女，29岁。1.左手无名指下感情线上有狭窄长小岛纹，为幼年或食物，或药物，或煤气中毒史或泪囊炎史。2.双手震位均有凹槽，为慢性消化不良胃炎。3.双手地丘均有竖直小岛纹，为痔疮已久。

## 53. 自杀倾向

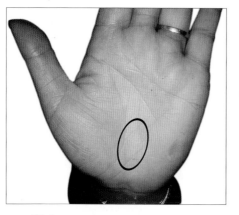

无论男女，若生命线下方外侧出现如图样方形符号，一角相切于生命线，提示此人一碰到大的挫折后，易产生习惯性隐居和轻生自杀的念头。

## 54. 腰痛

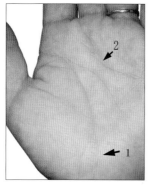

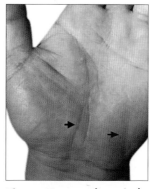

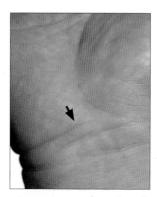

图1 女，37岁。1.生命线下方有大岛纹符号，为腰痛信号。2.方庭狭窄为心脏病信号。

图2 男，52岁。生命线下方有大岛纹符号，手掌掌根位凹陷，为腰痛信号。

图3 男，42岁。手腕线呈断裂状，为腰痛信号。

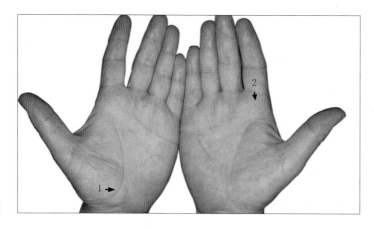

图4 男，56岁。1.左手生命线下方有大岛纹符号，为腰痛及前列腺增生信号。2.右手巽位有田字纹符号，为胆囊结石症。

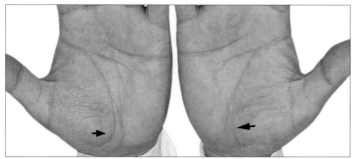

图 5 男，39 岁。双手生命线下方均有饱满大岛纹符号，提示此人有尿道、前列腺感染慢性病史，或腰痛信号。

## 55. 胸膜炎史

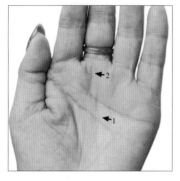

女，40 岁。1. 左手智慧线被小竖岛纹扣住，提示此人有胸膜炎史。2. 感情线上中指下有明显的竖直线，为慢性肺气肿。

## 56. 腰椎间盘突出症

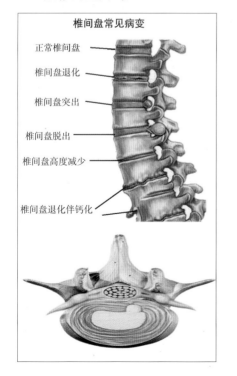

椎间盘常见病变

正常椎间盘
椎间盘退化
椎间盘突出
椎间盘脱出
椎间盘高度减少

椎间盘退化伴钙化

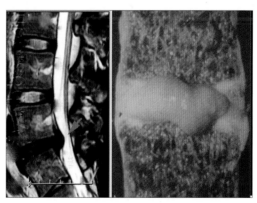

图 1、图 2　为腰椎间盘突出症示意图、磁共振扫描图和拍照实例图。

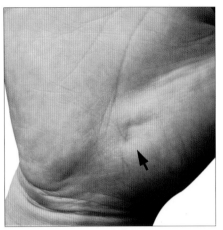

图3 女，49岁。大鱼际有明显凹痕，为陈旧性腰椎间盘突出症，腰痛。

图4 男，37岁。生命线内侧大鱼际掌面有明显小凹坑，并为深红色，为腰椎间盘突出症发作期。

## 57. 前列腺增生（炎）

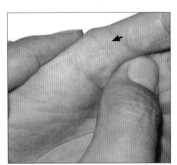

图1 男，30岁。右手性线加深并被明显的干扰线干扰，为慢性前列腺炎史。

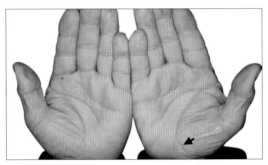

图2 男，60岁。右手生命线下方有鼓起的饱满的大岛纹，为前列腺增生。

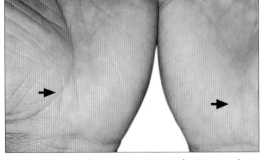

图3 男，62岁。双手地丘生命线下方有白色的饱满的大岛纹，为前列腺增生。

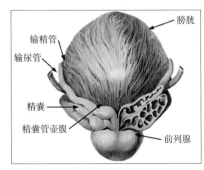

图4 前列腺示意图

膀胱
输精管
输尿管
精囊
精囊管壶腹
前列腺

## 58. 前列腺结石

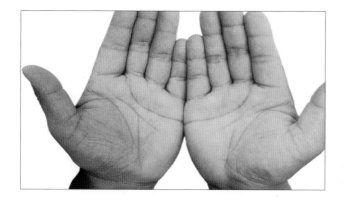

男，49 岁。坤位皮下白点，双手似戴手套样感觉，为前列腺结石。

## 59. 肾结石

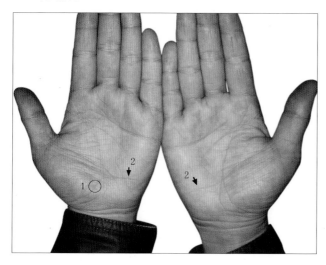

图 1 男，28 岁。1. 左手地丘有小凹痕或小米字纹，为肾结石病。2. 双手均有明显而深刻的放纵线，为家族糖尿病史。

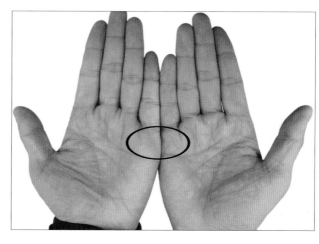

图 2 男，25 岁。双手小指下坤位皮下出现白色斑，为肾结石病。

## 60. 肾囊肿（肾炎）

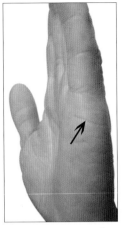

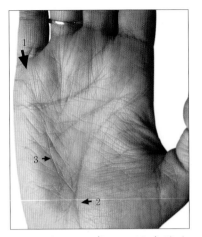

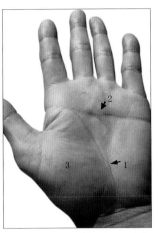

图 1　男，30 岁。性线加深明显，为肾炎史。

图 2　女，57 岁。1. 性线被众干扰线干扰，为慢性肾炎史。2. 生命线下方处线上有小岛纹符号，为肾囊肿信号。3. 非健康线中央有大岛纹符号，为肝囊肿信号。

图 3　男，37 岁。1. 生命线下方处线上有小岛纹符号，为肾囊肿信号。2. 方庭狭窄，为心脏二尖瓣狭窄。3. 酸区肥大，手掌红色，为高血压先兆。

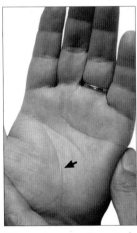

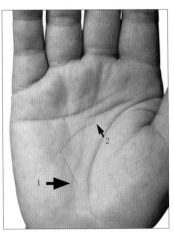

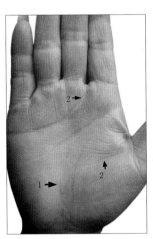

图 4　女，47 岁。生命线下方处线上有饱满小岛纹符号，为肾囊肿信号。

图 5　女，59 岁。命运线地丘上方处线上有饱满小岛纹符号，为肾囊肿信号。

图 6　女，29 岁。1. 非健康线下端有小岛纹符号，为肾囊肿信号。2. 震位凹槽明显，感情线走流入食、中二指缝内，为长期消化不良。

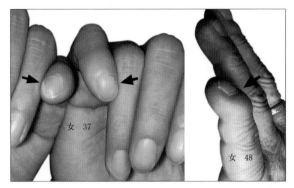

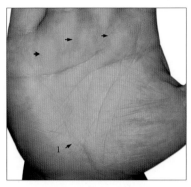

图7　双手小指第一指节呈70°弯曲状，为肾囊肿信号。

图8　女，45岁。1.右手非健康线下端有小岛纹符号，为肾囊肿信号。2.指缝下掌面有明显的红色脂肪丘，为高血压信号。

## 61. 尿管结石

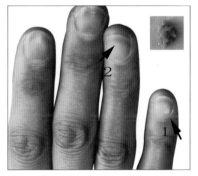

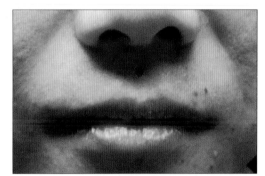

图1、图2　男，30岁。1.右手小指甲面有白斑块为尿管结石（见打下之小石块）。2.指甲前端下方出现红色宽带，为近期腹泻。3.人中有黑青色斑片，为尿管结石临床面诊表现。

## 62. 遗传性尿路结石

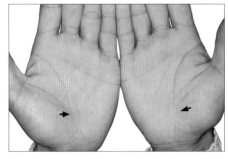

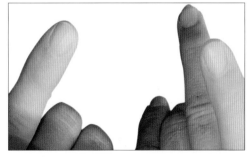

图1　无论男女，生命线走到2/3处消失，为家族有遗传性尿路结石史。

图2　无论男女，成年后小指甲如图样偏歪，提示尿道结石信号。

## 63. 慢性膀胱炎

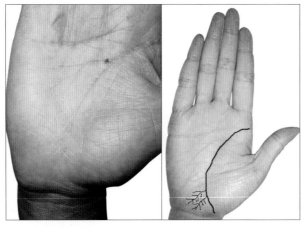

生命线末端分叉呈扫把状，为慢性膀胱炎史。

## 64. 急性肠炎

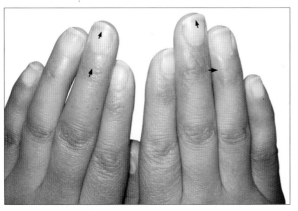

图1　若一个人十指甲皮囊发红，指甲前端有红色宽带，为近期腹泻。

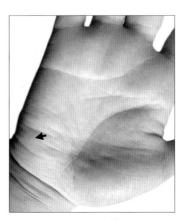

图2　若一个人手掌月丘出现明显皱褶，为近期腹泻脱水所致。

## 65. 慢性肠炎

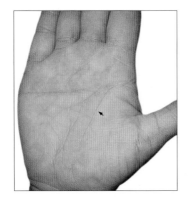

女，32岁。生命线上端内侧有细长副线，为腹泻线，即慢性结肠炎信号。此类人一吃凉食物，就会腹泻。建议吃梨时最好不要除皮，因梨皮有收涩作用，能缓泻。

## 66. 关节炎

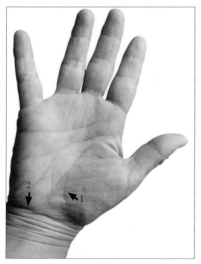

图1　男，37岁。1.生命线末端分大叉纹，提示预防关节炎。2.手腕线四道者，为家族有90岁以上长寿老人，若五道手腕线提示家族有百岁以上老人。

图3　双手掌似涂油样发亮，提示关节炎信号。

## 67. 下肢乏力症

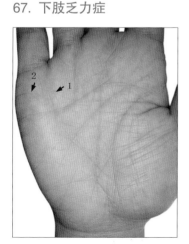

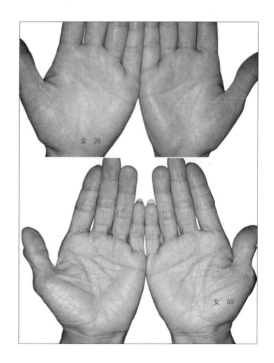

图2　男，24岁。1.双手生命线末端均分大叉线，为关节炎信号。2.左手方庭有贯桥线，为心脏病信号。

女，30岁。1.小指下地丘有三条明显的竖掌纹，提示下肢乏力症信号。2.性线下压而行，为肾虚耳鸣信号。

## 68. 子宫肌瘤

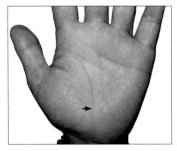

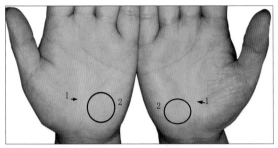

图1 女，39岁。生命线下方线上出现饱满小岛纹，为子宫肌瘤信号。

图2 女，47岁。1.双手生命线下方线上出现饱满小岛纹，为子宫肌瘤。2.地丘处（圆圈部位），出现"格子"纹，为长期月经不调信号。

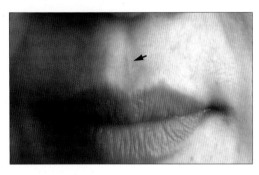

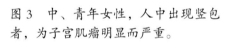

图3 中、青年女性，人中出现竖包者，为子宫肌瘤明显而严重。

## 69. 卵巢囊肿

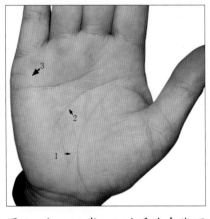

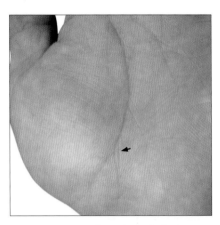

图1 女，40岁。1.右手生命线下方外侧生出一个小斜眼状纹符号，为卵巢囊肿信号。2.智慧线末端分叉，为生理性头痛信号。3.性线下压走行，为肾虚耳鸣。

图2 女，27岁。左手生命线下方外侧生出一个小斜眼状纹符号，为卵巢囊肿信号。

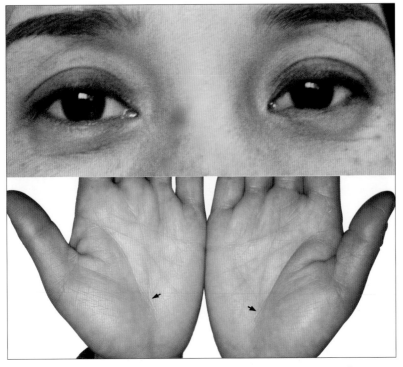

图3 女，39岁。1.深眼眶的女性，易患卵巢囊肿。2.双手生命线下方外侧生出几个排列的小斜眼状纹符号，为卵巢囊肿信号。

## 70. 子宫内膜增生及腹部手术史

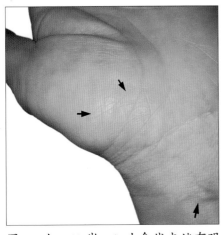

图1 女，40岁。1.生命线末端有明显的方形纹符号，为子宫内膜增生信号。2.手腕内侧有明显的黑色血管浮现起包，多为腹部冰冷而致宫寒。

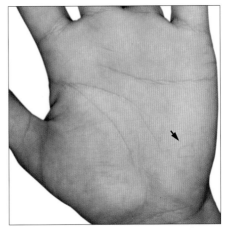

图2 女，38岁。手掌月丘有明显的方形纹符号，多为阑尾炎及剖宫产等腹部手术史。

## 71. 带下症（急躁）

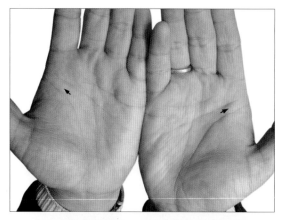

图 1　男，44 岁。双手掌智慧线同生命线起点处分开距离大，呈川字掌，提示此人性格急躁，易患阴囊潮湿症。

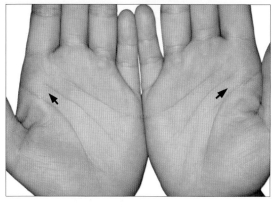

图 2　女，26 岁。双手掌智慧线同生命线起点处分开距离大，呈"川"字掌，提示此人性格急躁，易患带下症，若舌头根黄，厚腻舌苔，为正患白带多。

## 72. 盆腔炎

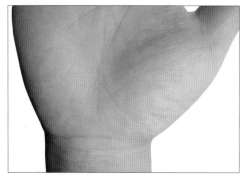

女，48 岁。生命线末端呈扫帚状，为慢性盆腔炎史。

## 73. 附件炎

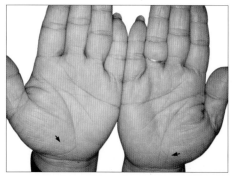

女，53 岁。1. 左手生命线下方处有大岛纹符号，提示易患附件炎。2. 右手生命线下方内侧有十字纹符号，说明此人有慢性附件炎及其他妇科慢性炎症史。

## 74. 妇科恶变病信号

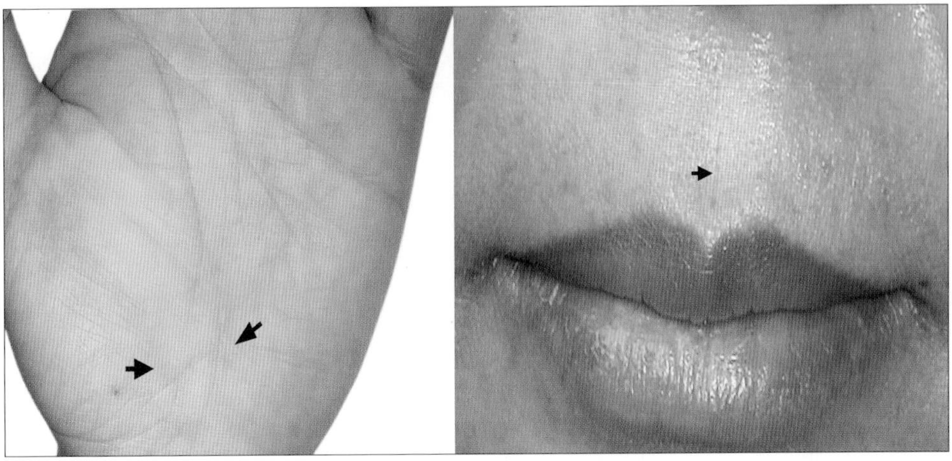

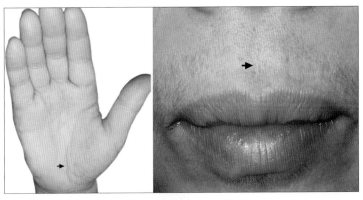

图1　女，39岁。因子宫颈癌已经切除了子宫，手掌地丘生命线处有明显竖式凹槽及凹线；人中下方有小竖沟痕迹。

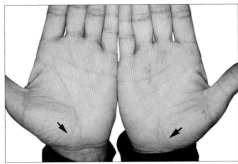

图2　女，53岁。因子宫颈癌已经切除了子宫，手掌地丘生命线处有明显竖式凹槽及凹线；人中下方有小竖疤痕样。

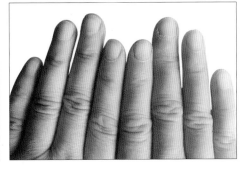

图3　女，26岁。双手生命线下方均出现大岛纹，建议进入45岁以后，无论临床感觉如何，应该每半年去医院积极防癌普查一次。

图4　女，53岁。子宫癌症切除正在化疗，见十指甲呈朽木色，甲沟四周干燥皮裂。

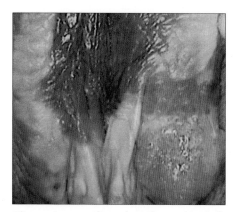

图 5　女，40 岁。耳朵三角区为妇科反射区，若出现乌黑色变化，应高度警惕宫颈癌及妇科方面癌症发生。临床经常碰到这样患者，建议后去医院检查均查为癌症。

图 6　女，43 岁。外阴癌。凡女性外阴有白斑者，应高度提防癌症发生。临床发现外阴白斑有癌变倾向。外阴白斑治疗方法参阅《新编皮肤病诊疗图谱》第 157 页。

## 75. 疝气

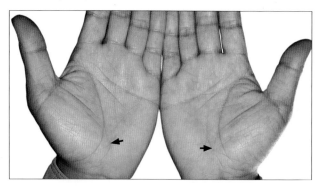

男，36 岁。双手生命线末端处外侧有小三角形，为幼年疝气史。

## 76. 男性不育

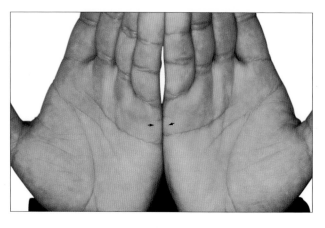

图 1　男，28 岁。性线、生殖线不发达，提示精子成活率少。经笔者中药治疗 3 个月后女方怀孕，后生一女，两年后又生一男孩。

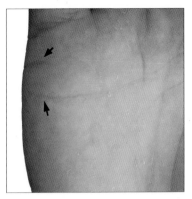

图2 男，35岁。生殖线只有孤独1条，无生殖能力，化验后证实为无精子症。

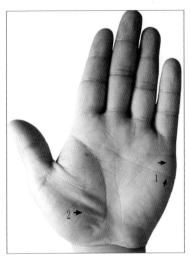

图3 男，37岁。
1. 性线只有一条并发展成肝分线，无生殖线，化验后证实为无精子症。
2. 大鱼际有凹陷，为腰痛。

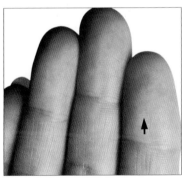

图4 男，34岁。食指指纹为大弓形纹者，为先天性精子成活率低下。

## 77. 女性不孕

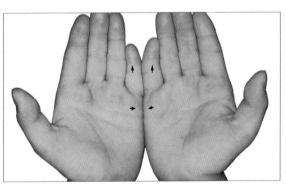

图1 女，28岁。无性线，双小指向拇指侧弯曲，为不孕症。

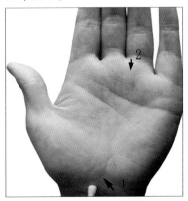

图2 女，29岁。1. 生命线末端有饱满方形纹符号，为子宫肥厚。2. 有明显的过敏线。

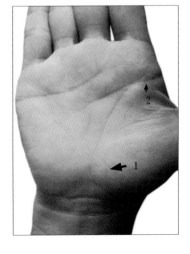

图3 女，30岁。1. 生命线末端有饱满方形纹符号，为子宫肥厚。2. 智慧线起点皮下发黑色，为近期内劳累过度所形成。

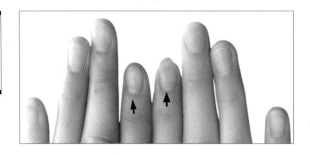

图4 女，34岁。食指甲微微偏歪，或用手摇摆指甲时松动明显，为输卵管堵塞信号。

## 78. 阳痿、早泄

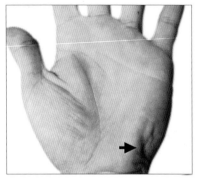

图1 男，33岁。手掌根位外侧有明显凹陷，为阳痿、早泄信号。

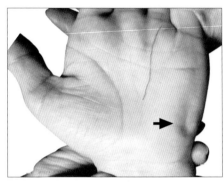

图2 男，28岁。手掌根位外侧有小凹陷，为性功能减退信号。

## 79. 夫妻分居史

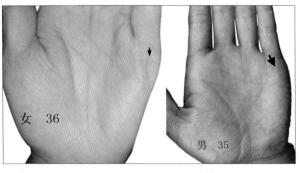

女 36

男 35

成年人无论男女，若性线分叉，为夫妻分居史。

## 80. 性功能障碍

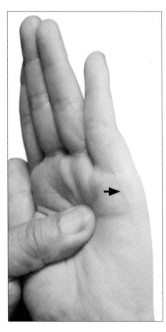

图1 女，30岁。小指下外侧有明显的血管浮起，为性功能障碍。

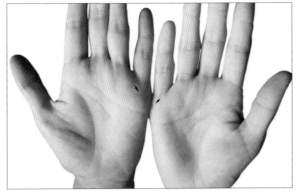

图2 女，34岁。性线呈小岛纹，为性功能障碍。

图3 男，32岁。性线被干扰线干扰，为性功能障碍。

## 81. 遗尿

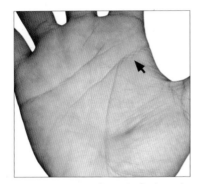

图1 男，30岁。生命线同智慧线交错处有菱形符号，为此人幼年尿床到8～12岁病史。

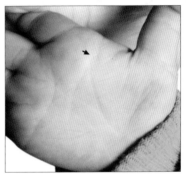

图2 男，4岁。生命线同智慧线交错处有菱形符号，提示此小孩仍然在尿床。

## 82. 便秘

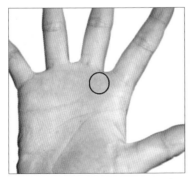

图1 用力五指张开时，食、中二指缝掌面处发胀不舒服，为正患有严重的便秘。

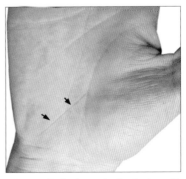

图2 生命线下方有明显而长的便秘线，为便秘史。

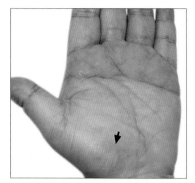

图 3 生命线下方有明显的几条便秘线，为严重便秘史。

图 4 大鱼际皮下有浮现的黑血管，为大便干燥性便秘。

## 83. 痔疮

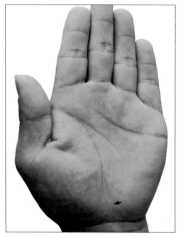

图 1 无论男女，手掌地丘有如图样小岛纹符号，提示痔疮信号。

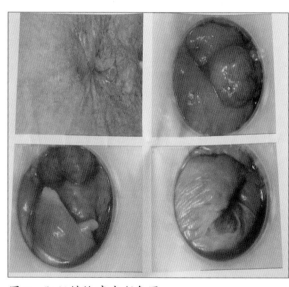

图 2 肛门镜检痔疮彩色图。

## 84. 手指麻痹

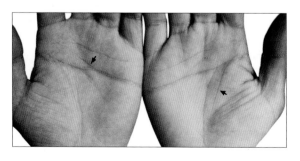

成年人凡生命线内侧上方生有副线，为手指麻痹线，随着年龄增长易患手指麻痹。

## 85. 肩周炎

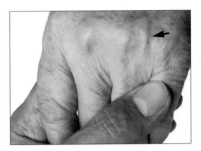

图 1　男，56 岁。1. 双手小指、无名指掌骨与指骨交接之高凸凹陷处有明显静脉血管浮起，为肩周炎。2. 双手中指、无名指掌骨与指骨交接之高凸凹陷处有明显静脉凸显，为颈椎病。

图 2　女，49 岁。双手小指、无名指掌骨与指骨交接之高凸凹陷处有明显静脉血管浮起，为肩周炎。

## 86. 体虚易感冒

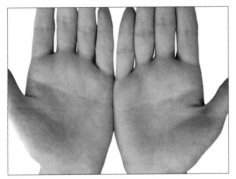
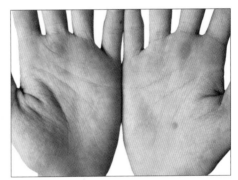

图 1　男，21 岁。双手掌纹浮浅几乎看不清楚，为体虚易患感冒。

图 2　女，13 岁。双手掌纹呈链条状，为体虚易患感冒及支气管炎。

## 87. 内分泌失调

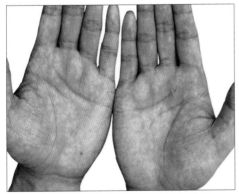
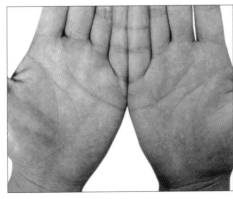

图 1、图 2　无论男女，近期全手掌红白交替，为内分泌失调信号。

## 88. 运动员选才

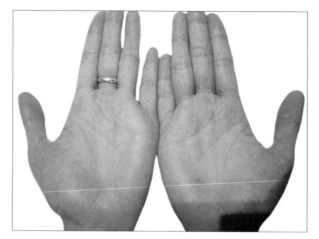

图3 男，27岁。手掌近期
出现复杂小杂纹，为内分泌
失调信号。

图1 大拇指短之人，不能选为优秀运动员。

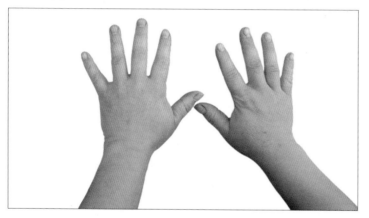

图2 个子高而双
手偏小，同身体高
大不成比例，道理
很简单，大拇指短
小使手抓球时或抓
其他工具抓不牢
固，所以，此人不
适合作运动员。

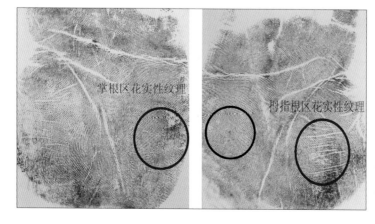

掌根区花实性纹理

拇指根区花实性纹理

图3 手掌月丘与
大鱼际掌面均有指
腹样皮纹，提示此
人抗病能力、免疫
力及运动耐力差。

## 89. 直肠肿瘤、囊肿信号

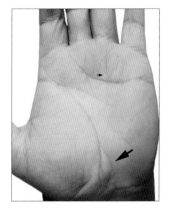

无论男女，随着年龄增长，地丘若出现竖立形饱满岛纹，应积极防范直肠囊肿和直肠肿瘤发生。资料报道：直肠肿瘤向年轻化发展，此病与久坐及不良饮食有关。

## 90. 痛经

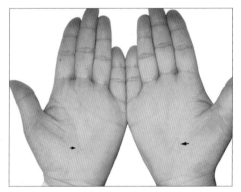

图1　女，26岁。双手生命线下方外侧有小三角纹符号，为家族有痛经史。

图2　女，38岁。1. 双手生命线下方外侧有小三角纹符号，为家族有痛经史。2. 右手生命线下方外侧有小眼状岛纹符号，为卵巢囊肿信号。

## 91. 三叉神经痛

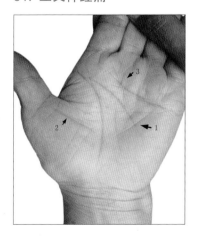

图1　女，41岁，话剧演员。1. 智慧线末端被非健康线干扰，为偏头痛及三叉神经痛。2. 震位有明显凹槽，为长期消化不良。3. 感情线末端有明显几条干扰线，为慢性支气管炎。

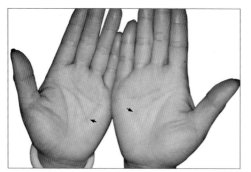

图2 女，44岁。双手智慧线末端被干扰线干扰，为三叉神经痛。

## 92. 儿童多动症

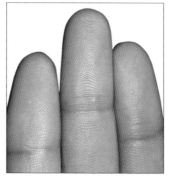

若小孩子中指指腹指纹为大弓形纹，为多动症信号。

## 93. 思维飘逸

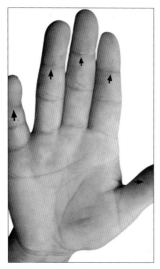

图1 男，30岁。全手掌只有三大主线，几乎无其他掌纹，手指第一指节均为光滑的一道纹，为思维飘逸，注意力不易集中。喜欢干实践性工作，不喜欢理论性工作。

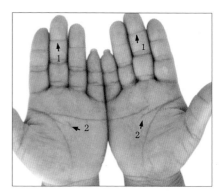

图2 女，42岁。1.全手掌只有三大主线，几乎无其他掌纹，手指第一指节均为光滑的一道纹。2.双手脑线极短，提示大脑疲劳，记忆力也差。

## 94. 肾下垂

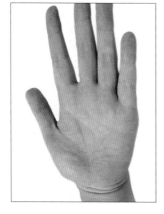

图1 无论男女，十指长于掌面者为肾下垂信号，易患腰痛。

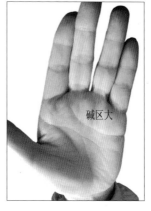

碱区大

图2 女，41岁。十指长于掌面者为肾下垂信号，易患腰痛。碱区增大，易患胃下垂及低血压。